Endovascular Abdominal Aortic
Repair-Endoleak Treatment
A Case-based Approach

腹主动脉腔内修复
术后内漏治疗
疑难病例精析

原著 [丹麦] Stevo Duvnjak

主审 陈　忠

主译 李　震　常光其　张　玮

中国科学技术出版社
·北　京·

图书在版编目（CIP）数据

腹主动脉腔内修复术后内漏治疗：疑难病例精析 /（丹）斯蒂沃·杜夫尼亚克（Stevo Duvnjak）原著；李震，常光其，张玮主译. — 北京：中国科学技术出版社，2023.7

书名原文：Endovascular Abdominal Aortic Repair-Endoleak Treatment: A Case-based Approach

ISBN 978-7-5236-0167-9

Ⅰ.①腹… Ⅱ.①斯… ②李… ③常… ④张… Ⅲ.①腹主动脉—修复术—研究 Ⅳ.① R656

中国国家版本馆 CIP 数据核字（2023）第 056111 号

著作权合同登记号：01-2023-0488

First published in English under the title

Endovascular Abdominal Aortic Repair-Endoleak Treatment: A Case-based Approach

edited by Stevo Duvnjak

Copyright © Springer Nature Switzerland AG 2020

This edition has been translated and published under licence from Springer Nature Switzerland AG.

策划编辑	王久红　焦健姿
责任编辑	王久红
文字编辑	汪　琼
装帧设计	华图文轩
责任印制	徐　飞

出　　版	中国科学技术出版社
发　　行	中国科学技术出版社有限公司发行部
地　　址	北京市海淀区中关村南大街 16 号
邮　　编	100081
发行电话	010-62173865
传　　真	010-62179148
网　　址	http://www.cspbooks.com.cn

开　　本	889mm×1194mm　1/16
字　　数	194 千字
印　　张	13
版　　次	2023 年 7 月第 1 版
印　　次	2023 年 7 月第 1 次印刷
印　　刷	北京盛通印刷股份有限公司
书　　号	ISBN 978-7-5236-0167-9/R·3062
定　　价	128.00 元

（凡购买本社图书，如有缺页、倒页、脱页者，本社发行部负责调换）

译者名单

主　审　陈　忠　首都医科大学附属北京安贞医院

主　译　李　震　郑州大学第一附属医院

　　　　常光其　中山大学附属第一医院

　　　　张　玮（Wayne W. Zhang）

　　　　　　　　美国西雅图 VA 医学中心

译　者　（以姓氏汉语拼音为序）

　　　　蔡高坡　郑州大学第一附属医院血管与腔内血管外科

　　　　曹　辉　郑州大学第一附属医院血管与腔内血管外科

　　　　陈雨田　郑州大学第一附属医院血管与腔内血管外科

　　　　崔　进　中山大学附属第一医院血管外科

　　　　杜世昌　郑州大学第一附属医院血管与腔内血管外科

　　　　樊　波　郑州大学第一附属医院血管与腔内血管外科

　　　　郭春光　郑州大学第一附属医院血管与腔内血管外科

　　　　郭亚明　郑州大学第一附属医院血管与腔内血管外科

　　　　化召辉　郑州大学第一附属医院血管与腔内血管外科

　　　　焦周阳　郑州大学第一附属医院血管与腔内血管外科

　　　　李　闯　郑州大学第一附属医院血管与腔内血管外科

　　　　李菲菲　郑州大学第一附属医院血管与腔内血管外科

　　　　李　旭　郑州大学第一附属医院血管与腔内血管外科

　　　　李梓伦　中山大学附属第一医院血管外科

　　　　连　冲　郑州大学第一附属医院血管与腔内血管外科

　　　　刘安安　郑州大学第一附属医院血管与腔内血管外科

　　　　刘仕睿　郑州大学第一附属医院血管与腔内血管外科

　　　　罗云鹏　郑州大学第一附属医院血管与腔内血管外科

　　　　马百涛　郑州大学第一附属医院血管与腔内血管外科

　　　　马　珂　郑州大学第一附属医院血管与腔内血管外科

　　　　马志岭　郑州大学第一附属医院血管与腔内血管外科

　　　　宁俊杰　中山大学附属第一医院血管外科

　　　　秦翠杰　郑州大学第一附属医院血管与腔内血管外科

　　　　秦　晶　郑州大学第一附属医院血管与腔内血管外科

　　　　秦原森　中山大学附属第一医院血管外科

　　　　单金涛　郑州大学第一附属医院血管与腔内血管外科

　　　　石　毅　中山大学附属第一医院血管外科

　　　　孙利坤　郑州大学第一附属医院血管与腔内血管外科

汪　睿　中山大学附属第一医院血管外科

王冬清　郑州大学第一附属医院血管与腔内血管外科

王斯文　中山大学附属第一医院血管外科

王折存　中山大学附属第一医院血管外科

吴伟滨　中山大学附属第一医院血管外科

夏　磊　郑州大学第一附属医院血管与腔内血管外科

徐　鹏　郑州大学第一附属医院血管与腔内血管外科

薛文豪　郑州大学第一附属医院血管与腔内血管外科

岳永强　郑州大学第一附属医院血管与腔内血管外科

张林枫　郑州大学第一附属医院血管与腔内血管外科

张　麒　郑州大学第一附属医院血管与腔内血管外科

张　帅　郑州大学第一附属医院血管与腔内血管外科

张　勋　郑州大学第一附属医院血管与腔内血管外科

周保宁　郑州大学第一附属医院血管与腔内血管外科

周　昱　中山大学附属第一医院血管外科

周志斌　郑州大学第一附属医院血管与腔内血管外科

朱　亮　郑州大学第一附属医院血管与腔内血管外科

学术秘书　曹　辉　郑州大学第一附属医院血管与腔内血管外科

李梓伦　中山大学附属第一医院血管外科

化召辉　郑州大学第一附属医院血管与腔内血管外科

李磊鑫　郑州大学第一附属医院血管与腔内血管外科

内容提要

本书引进自 Springer 出版社，是 Stevo Duvnjak 教授及其团队长期研究主动脉腔内修复技术的成果。本书精选了著者及其团队治疗过的大量经典病例，就各型内漏的影响因素和处理方法进行了分析总结，旨在帮助相关专业医师进一步认识内漏，为临床决策提供依据。著者参照经典的内漏分型方法，对相关病例进行分类归纳，首先对内漏分型等内容进行了概要性阐述，然后详细介绍了 I ～ V 型内漏修复手术病例共 47 例。对于重要的手术步骤，均配有清晰的手术照片及详尽的解释说明，犹如亲临手术现场。全书共 5 章，内容丰富新颖，阐释由简入繁，病例真实，配图丰富，可供血管外科、介入科等相关医师治疗此类病例时参考。

中文版序一

腹主动脉瘤腔内修复术（EVAR）自问世以来，因其创伤小、疗效确切，已逐渐成为腹主动脉瘤的主要治疗手段。但是，内漏作为导致 EVAR 术后再干预的主要原因，仍然是威胁患者长期生存并困扰临床医师的主要问题之一。如何选择合适的腔内干预适应证及最佳的方式与器具，以尽可能规避 EVAR 后内漏的发生，是每个临床医师都需要慎重应对的临床问题。

本书是 Stevo Duvnjak 教授基于多年腹主动脉瘤腔内治疗的经验，从实际病例入手，聚焦各类型内漏，详细介绍了腹主动脉瘤患者的解剖特点、支架选择、手术过程、二次干预及随访情况。每个病例的治疗过程都附有清晰、专业的配图，同时在每个病例最后都做了针对性的讨论总结，带领读者充分领略术者的临床思维及处理经验。这些病例对从事主动脉治疗的医疗同行们，无疑有很好的借鉴价值。

当然，腹主动脉瘤的腔内治疗创新方兴未艾，随着科技进步及材料创新，新器材、新技术及新材料的更新速度明显加快，针对内漏的处理方式和效果让我们耳目一新。希望将来能出现更好的方法以避免内漏治疗中的各种难题，使更多腹主动脉瘤患者从中获益。

该书可作为案头参考书，供从事主动脉腔内治疗的临床医师学习和参考，相信无论是对初学者、中青年医师甚至资深的专家，都能取长补短，尽量避免重蹈覆辙。本人对该书中译本的出版表示热烈祝贺，并特别加以推荐。

中国科学院院士

中华医学会外科学分会血管外科学组终身名誉组长

中文版序二

　　血管外科是外科领域重要的分支学科。近三十年来，随着经济、社会的进步和繁荣，经过几代专家和各位同道的共同努力，我国血管外科得到了迅速发展。血管腔内时代的到来加快了我国血管外科赶超世界先进水平的步伐。

　　血管腔内技术的特殊吸引力使许多非血管外科专业出身的医师，如普通外科医师、胸外科医师，甚至骨科医师改行学习腔内血管外科技术；放射介入科医师和心内科医师则驾轻就熟地开展血管腔内治疗。在这种形势下，大量腹主动脉瘤患者接受了腔内修复术，得到了及时救治。然而，由于手术器械、手术技术及患者的个体差异等原因造成很多患者存在不同类型的内漏，以致瘤体进一步增大，甚至瘤体破裂导致死亡。

　　由李震教授、常光其教授、张玮教授主译，郑州大学第一附属医院血管与腔内血管外科和中山大学附属第一医院血管外科多位临床专家联合翻译的《腹主动脉腔内修复术后内漏治疗：疑难病例精析》(*Endovascular Abdominal Aortic Repair-Endoleak Treatment: A Case-based Approach*)，通过典型病例精细化地描述了不同类型内漏诊治可能发生的问题，以及预防和处理方法。本书凝聚了诸多著名血管外科专家多年的临床宝贵经验，重点叙述了腹主动脉瘤的腔内诊治技术和其他处理方法，为血管外科从业者提供了启示和借鉴。

　　这是一部内容丰富翔实、图文并茂、以解决临床实际问题为目的的实用参考书，特别适合血管外科、血管介入科的年轻医师阅读。对有志于从事血管外科专业的研究生和相关科室的医师而言也是不可多得的参考资料。衷心向大家推荐本书。

中华医学会外科学分会血管外科学组前任组长
复旦大学附属中山医院原院长　王玉琦

中文版序三

　　血管外科是充满活力的外科学分支，血管治疗技术的发展堪称日新月异，尤其是血管腔内技术的进步对该专业的迅速发展起到了关键作用。随着各种器材和术式不断创新改进，血管外科手术的理念和方式也发生了巨大变化。就血管外科领域而言，目前腔内操作已成为主流，尤其是罹患腹主动脉瘤这种严重威胁人民健康的疾病的患者越来越多，常规的外科手术因创伤大且恢复慢，已逐渐被腔内手术替代，但对临床医师而言，腔内手术后的内漏并发症仍是挑战。

　　Endovascular Abdominal Aortic Repair-Endoleak Treatment: A Case-based Approach 是一部紧密结合手术实际、图文并茂的实用著作，针对腹主动脉瘤腔内隔绝术后内漏发生这一专题进行翔实的论述。本书通过具体的病例细致分析了各种内漏的形成原因、处理方法及预后，给血管外科医师的临床工作提供了很好的借鉴思路。郑州大学第一附属医院李震教授、中山大学附属第一医院常光其教授和美国西雅图 VA 医学中心张玮教授带领一群非常优秀的青年血管外科医师完成了该书的翻译。翻译专业著作既需要良好的专业知识，又需要深厚的语言功底。我的很多学生也参与其余，他们已成为中国血管外科未来的后备力量，并且拥有良好的临床医学教育背景、广阔的国际视野和优秀的语言能力。我很欣慰看到中国血管外科队伍的发展壮大，感谢他们把这部优秀的著作分享给国内的血管外科及相关专业的同道一起交流参考。

中华医学会外科学分会血管外科学组名誉组长

中山大学附属第一医院原院长　王深明

译者前言

随着人民生活水平的提高及人口老龄化，腹主动脉瘤的发病率逐年增加。目前，腹主动脉瘤腔内修复术（EVAR）被广泛用于治疗具有合适解剖条件的腹主动脉瘤患者，并获得了与开放手术相似的中远期治疗效果。然而，相较于开放手术，术后发生内漏仍是 EVAR 术后常见的临床问题。这种 EVAR 术后特有的并发症常是导致术后瘤体持续扩张甚至破裂的主要原因，也是 EVAR 患者术后需二次干预的主要原因之一。因此，EVAR 术后定期随访及时发现内漏是否存在并适时干预至关重要。需要再次干预的病例大部分可以通过目前的腔内修复技术得以及时处理。内漏的修复常涉及多种腔内技术和器械使用，部分技术在国内尚未普及，甚至仍需施行开放手术进行相关处理。

随着医学的进步，患者对手术微创的需求越来越高。加之腹主动脉瘤患者常常年龄较大、并发症多且重、动脉瘤体及血管解剖形态千变万化。虽然临床治疗方式及器械种类繁多，但是技术和器械的选择仍依赖术者的临床经验。这就要求医师在术前对手术方案进行严格的评估，避免内漏等相关并发症的发生，并尽可能选择合适的方案进行干预。Stevo Duvnjak 教授基于多年的血管外科腔内及外科治疗经验，总结探索，将其宝贵的 EVAR 术后内漏处理的心得体会加以凝练编写成书。

他山之石，可以攻玉。临床医学是一门经验科学，有赖于大量病例的实践积累。著者专注于腹主动脉瘤术后内漏形成的发现与处理，用丰富的病例将先进的经验毫无保留地分享给广大临床同道。

本书由数十位具有丰富血管腔内治疗经验的译者，结合自身的临床实践，合作翻译完成。由于书中所述的部分手术技术在国内尚未普及且没有统一的规范命名，部分器械在国内亦未广泛应用，中文翻译版中对此表述可能存在一些偏颇或欠妥之处，敬请各位读者批评指正。希望这部内容丰富、实用性强的译著能够为国内相关专业医师提供有益的临床借鉴。

原书前言

主动脉腔内修复技术彻底改变了腹主动脉瘤患者的治疗。然而，长期随访中内漏的频繁发生及其导致的破裂风险目前仍未解决。大量有关内漏治疗的数据表明，与开放手术相比，腔内修复术后内漏的产生、腹主动脉瘤的复发和远期破裂的风险更大，因此选择合适手术适应证的患者至关重要。每当我们使用腔内修复术治疗一个解剖条件不符合适应证的患者时，内漏发生的风险就会增加。即使我们在短期内可以取得满意的结果，但在后续随访过程中还是会出现问题。如今，患者的平均寿命越来越长，所以治疗需要着眼于长期疗效。

本书是我个人致力于研究主动脉腔内修复技术的成果，介绍了我治疗过的许多经典病例，旨在描述内漏发生后的补救治疗，但这并不是解决内漏的唯一可行方法，而是对其他所有可行技术的补充。本书介绍了不同类型内漏的病例，从简单到复杂，还介绍了相应的腔内治疗技术，希望能够为治疗此类病例的从业者提供实际帮助。对于不同栓塞材料的认知和使用技术仍需提高。一些专科医师，如介入放射科医师、血管外科医师、心脏科医师等，可能会对本书更感兴趣。

我要感谢欧登塞大学医院放射科和血管外科的所有同事，包括医师、放射技师、护士和所有其他工作人员，正是他们的帮助让我能够顺利完成本书的编写工作。当今，我们都需要良好的团队合作才能有所作为。

Stevo Duvnjak

Odense, Denmark

目　录

第1章 内漏分型
Endoleak Classifications

内漏的定义是主动脉瘤在经血管腔内覆膜支架治疗后瘤体仍存在持续血流灌注。根据大多数学者归纳的分类方法，内漏共分为五种类型（图1-1）。Ⅰ型内漏发生在近端或远端锚定区不足时。钙化、锚定区长度不足、主动脉瘤颈长度不足或髂血管的角度过大、直径过小或过大的支架置入及支架释放后展开程度不足均是Ⅰ型内漏发生的常见原因。Ⅱ型内漏是最常见的内漏类型，通常经过肠系膜下动脉和腰动脉，对动脉瘤逆行供血。某些情况下，副

肾动脉或骶正中动脉也会导致上述情况。Ⅲ型内漏发生的原因是因为支架之间重叠不足甚至分离或覆膜材料撕裂。Ⅳ型是由于支架本身的孔隙导致，在如今的支架中，是非常罕见的，并且是自限性的。Ⅴ型内漏（内张力）的定义是动脉瘤的持续增大，但没有发现任何其他内漏原因的一种类型。Ⅴ型内漏是一种在血管影像监测中看不到内漏位置的类型。Ⅰ型和Ⅲ型内漏是高压内漏，在所有病例中都需要干预。有文献报道一些Ⅰa型内漏可以自行消失。Ⅱ型内漏被认为是一种"低压"内漏，通常在发现动脉瘤持续扩大的情况下需要进行治疗。在持续性Ⅳ型内漏病例中，需要排除其他类型的内漏，因为在大多数情况下，这种类型的内漏是自限性的。Ⅴ型内漏非常罕见，因此需要首先通过额外的诊断方式和技术排除其他类型的内漏。

在20%～50%接受血管腔内修复治疗的患者中可以发现内漏。由于腹主动脉瘤（AAA）瘤体的压力持续增大会导致破裂，所以Ⅰ型和Ⅲ型内漏一经发现就需要治疗。Ⅲ型内漏由于AAA整个瘤体急性受压，因此被认为更危险。Ⅰ型和Ⅲ型内漏在支架置入过程中就可能发生；这种事件被定义为早期的内漏，需要立即干预。晚期Ⅰ型或Ⅲ型内漏通常发生在腹主动脉瘤腔内修复术（EVAR）后的几年，治疗可能具有挑战性，也需要更复杂的技术。在欧洲腹主动脉瘤支架修复术

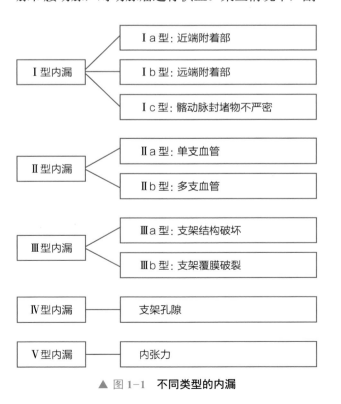

▲ 图 1-1　不同类型的内漏

合作平台（EUROSTAR）登记研究中，Ⅰ型内漏的发生率约为7%。然而，文献中Ⅰ型内漏的发生率为3%～21%，在复杂的解剖条件中更高。2%～3%的患者可见Ⅲ型内漏。

Ⅰa型内漏的初始治疗是使用顺应性主动脉球囊（10～46mm）进行球囊扩张血管成形术，通过12 French（12Fr）鞘管引入。由于有主动脉瘤体破裂的风险，一定要留心这些非侵入的血管成形术。其他手段包括放置球囊扩张的金属裸支架，如Palmaz支架（Cordis Endovascular, Warren, NJ, USA），以提高支架与主动脉壁的贴合度；如果肾动脉和已置入的支架之间有足够的空间，则放置主动脉支架延长支（aortic cuff）。其他更先进的技术包括使用预开窗的主动脉支架延长支或支架，以及在某些病例中，使用烟囱支架和主动脉支架延长支置入。用微弹簧圈和液体栓塞材料进行栓塞是治疗内漏的一种选择，但目前缺乏长期的随访数据。然而，栓塞这种微创方法，可应用于高危患者，或作为有其他明确治疗方法、等待定制更先进的支架的过渡技术。使用内锚定技术是一种相对较新的技术，有文献报道这种治疗的良好结果，但治疗后Ⅰa型内漏的发生率仍很高。如果支架尺寸过小，支架与主动脉壁之间的距离＞2mm，则不能使用该技术。此外，在动脉瘤颈存在广泛钙化的病例中，不能使用内锚定。最后，如果所有血管腔内治疗内漏都失败，开放手术仍然是一种选择，完全或不完全去除支架，或者在某些情况下，可结扎主动脉瘤颈部。但开放手术可导致死亡率和并发症发生率的增加，特别是在紧急放置支架的情况下。

Ⅰb型或Ⅰc型内漏的治疗要简单得多，通常需要再放置额外的支架、球囊扩张血管成形或进行栓塞。如果远端锚定区位于髂外动脉，则需要栓塞同侧髂内动脉，以避免Ⅱ型内漏的发生。但必须保证至少有一条髂内动脉通畅，以防止盆腔缺血并发症。

Ⅲa型和Ⅲb型的内漏治疗通常需要延长已置入支架，即放置额外的支架。在某些病例中，需要主动脉-单侧髂动脉支架或转流旁路移植。有一种特殊的具有短主体的分叉支架，可以用来避免转流旁路移植，但需要几周的定制时间。

Ⅱ型内漏最常见，占所有内漏的50%，也被认为风险较小，在大多数病例中可自行消退。如果在EVAR术后6个月，Ⅱ型内漏仍然存在，则内漏自发消失的可能性很小。尽管破裂风险非常低，但Ⅱ型内漏在AAA直径扩大超过5mm的情况下，需要进行治疗。EUROSTAR研究显示，Ⅱ型内漏破裂风险非常低（0.52%），与无内漏的患者相比，长期预后没有显著差异。

Ⅱ型内漏的治疗可能相对复杂。内漏血供可有各种途径的来源，如经腰动脉、经腹腔动脉、经下腔静脉或经支架本身。Ⅱ型内漏需要阻塞流入和流出血管及病灶。Ⅱ型内漏栓塞的失败率和复发率很高；因此，通常需要多次干预。

如果微弹簧圈能够在流出和流入血管中推进并阻塞内漏，那么仅使用弹簧圈作为栓塞材料就足够了。然而，单独使用液体栓塞材料或联合使用弹簧圈可以获得更好的效果。最后，在AAA瘤体持续扩大的病例中，如果上述治疗手段失败，可进行开放手术，腹腔镜血管结扎是一种选择，但成功率有限。

Ⅳ型内漏是自限性的，如今非常罕见，通常在24h内消失。在首次支架放置中，Ⅳ型内漏更常见，因为渗透性更高。接受抗凝血或抗血小板药治疗的患者，在血管造影中可能出现Ⅳ型内漏，这种不需要任何介入治疗。Ⅴ型内漏（内张力）也会导致AAA瘤体扩大，但没有可见的瘤体血供。Ⅴ型内漏的发生率为1.5%～5%。一种理论认为，聚四氟乙烯制成的支架可以抑制血栓组织，增加AAA瘤体的纤维蛋白溶解，促进Ⅴ型内漏发生。在诊断Ⅴ型内漏之前，需要排除其他所有类型的内漏。治疗方案包括重新置入一个新的支架进行血管腔内修复和开放手术。

参考文献

［1］ Glozarian J. Vascular embolotherapy: a comprehensive approach. Berlin: Springer; 2006. p. 235–6.

［2］ White GH, Yu W, May J. Endoleak: a proposed new terminology to describe incomplete aneurysm exclusion by an endoluminal graft. J Endovasc Surg. 1996;3:124–5.

［3］ White GH, Yu W, May J, Chaufour X, Stephen MS. Endoleak as a complication of endoluminal grafting of abdominal aortic aneurysms: classification, incidence, diagnosis, and management. J Endovasc Surg. 1997;4:152–68.

［4］ O'Donnell TFX, Corey MR, Deery SE, et al. Select early type IA endoleaks after endovascular aneurysm repair will resolve without secondary intervention. J Vasc Surg. 2018;67:119–25.

［5］ Chaikof EL, Dalman RL, Eskandri MK, et al. The Society for Vascular Surgery practice guidelines on the care of patients with an abdominal aortic aneurysm. J Vasc Surg. 2018;67:2–77.

［6］ Gilling-Smith GL, Martin J, Sudhindran S, et al. Freedom from endoleak after endovascular aneurysm repair does not equal treatment success. Eur J Vasc Endovasc Surg. 2000;19:421–5.

［7］ Buth J, Harris PL, van Merrewijk C, Fransen G. The significance and management of different types of endoleaks. Semin Vasc Surg. 2003;16:95.

［8］ Lal BK, Zhou W, Li Z, et al. Predictors and outcomes of endoleaks in the Veterans Affairs Open Versus Endovascular Repair (OVER) trial of abdominal aortic aneurysms. J Vasc Surg. 2015;62:1394.

［9］ Harris PL, Vallabhaneni SR, Desgranges P, et al. Incidence and risk factors of late rupture, conversion, and death after endovascular repair of infrarenal aortic aneurysms: the EUROSTAR experience. European Collaborators on Stent/Graft Techniques for Aortic Aneurysm Repair. J Vasc Surg. 2000;32:739.

［10］ Mohan IV, Laheij RJ, Harris PL, EUROSTAR Collaborators. Risk factors for endoleak and the evidence for stent-graft oversizing in patients undergoing endovascular aneurysm repair. Eur J Vasc Endovasc Surg. 2001;21:344. https://doi.org/10.1053/ejvs.2000.1341.

［11］ Buth J, Laheij RJ. Early complications and endoleaks after endovascular abdominal aortic aneurysm repair: report of a multicenter study. J Vasc Surg. 2000;31:134.

［12］ Tan TW, Eslami M, Rybin D, et al. Outcomes of patients with type I endoleak at completion of endovascular abdominal aneurysm repair. J Vasc Surg. 2016;63:1420.

［13］ Skibba AA, Evans JR, Greenfield DT, et al. Management of late main-body aortic endograft component uncoupling and type IIIa endoleak encountered with the Endologix Powerlink and AFX platforms. J Vasc Surg. 2015;62:868.

［14］ Keith CJ Jr, Passman MA, Gaffud MJ, et al. Comparison of outcomes following endovascular repair of abdominal aortic aneurysms based on size threshold. J Vasc Surg. 2013;58:1458.

［15］ Faries PL, Cadot H, Agarwal G, et al. Management of endoleak after endovascular aneurysm repair: cuffs, coils, and conversion. J Vasc Surg. 2003;37:1155.

［16］ Arthurs ZM, Lyden SP, Rajani RR, et al. Long-term outcomes of Palmaz stent placement for intraoperative type Ia endoleak during endovascular aneurysm repair. Ann Vasc Surg. 2011;25:120.

［17］ Katsargyris A, Yazar O, Oikonomou K, et al. Fenestrated stent-grafts for salvage of prior endovascular abdominal aortic aneurysm repair. Eur J Vasc Endovasc Surg. 2013;46:49.

［18］ Chun JY, Morgan R. Transcatheter embolisation of type 1 endoleaks after endovascular aortic aneurysm repair with Onyx: when no other treatment option is feasible. Eur J Vasc Endovasc Surg. 2013;45:141–4.

［19］ Katsargyris A, Oikonomou K, Nagel S, et al. Endostaples: are they the solution to graft migration and type I endoleaks? J Cardiovasc Surg. 2015;56:363.

［20］ Kouvelos G, Koutsoumpelis A, Lazaris A, Matsagkas M. Late open conversion after endovascular abdominal aortic aneurysm repair. J Vasc Surg. 2015;61:1350–6.

［21］ Duvnjak S, Balezantis T. Endovascular treatment of aorta–iliac aneurysms with a flared iliac limb. Int J Angiol. 2019;28:57–63. https://doi.org/10.1055/s-0039-1683411.

［22］ Duvnjak S. Endovascular treatment of aortoiliac aneurysms: from intentional occlusion of the internal iliac artery to branch iliac stent graft. World J Radiol. 2016;8:275–80.

［23］ Eng ML, Brewer MB, Rowe VL, Weaver FA. Treatment options for late type III endoleaks after endovascular aneurysm repair. Ann Vasc Surg. 2015;29:594.e5.

［24］ Silverberg D, Baril DT, Ellozy SH, et al. An 8-year experience with type II endoleaks: natural history suggests selective intervention is a safe approach. J Vasc Surg. 2006;44:453.

［25］ Jones JE, Atkins MD, Brewster DC, et al. Persistent type 2 endoleak after endovascular repair of abdominal aortic aneurysm is associated with adverse late outcomes. J Vasc Surg. 2007;46:1.

［26］ van Marrewijk C, Buth J, Harris PL, et al. Significance of endoleaks after endovascular repair of abdominal aortic aneurysms: the EUROSTAR experience. J Vasc Surg. 2002;35:461.

［27］ Sidloff DA, Stather PW, Choke E, et al. Type II endoleak after endovascular aneurysm repair. Br J Surg. 2013;100:1262.

［28］ Mangialardi N, Ronchey S, Orrico M, et al. Surgical conversion with graft salvage as a definitive treatment for persistent type II endoleak causing sac enlargement. J Vasc Surg. 2015;62:1437.

［29］ Cho JS, Dillavou ED, Rhee RY, Makaroun MS. Late abdominal aortic aneurysm enlargement after endovascular repair with the excluder device. J Vasc Surg. 2004;39:1236.

［30］ Toya N, Fujita T, Kanaoka Y, Ohki T. Endotension following endovascular aneurysm repair. Vasc Med. 2008;13:305–11.

［31］ Nakai M, Ikoma A, Loffroy R, Kamisako A, Higashino N, Sonomura T. Endovascular management of endotension by graft reinforcement followed by direct sac embolization. Minim Invasive Ther Allied Technol. 2019;28:234–40.

第2章　Ⅰ型内漏
Endoleak Type Ⅰ

病例 1

【临床特征和影像分析】

患者男性，67岁，体检发现患有肾下腹主动脉瘤，直径 56mm（图 2-1），拟行 EVAR 手术。CT 显示肾下腹主动脉瘤颈无明显的血栓或钙化，瘤颈长 15mm，成角 < 60°。双髂动脉形态走行良好，无严重成角或狭窄，中度钙化。肾下段主动脉的直径为 24mm，略呈圆锥形，在 15mm 长度内直径差可达 2mm。正常的髂总动脉直径为 13mm。

【EVAR 支架置入方案及手术干预】

通过事先显露的双侧股动脉，置入 Excluder 分叉支架（W. L. Gore and Associates, Flagstaff, AZ, USA），直径 28mm，双侧髂支直径为 16mm。团注 5000U 肝素。通过右股动脉入路置入支架主体和同侧髂支，通过左股动脉入路置入对侧髂支。术后血管造影示近端Ⅰa 型内漏（图 2-2）。主动脉球囊扩张用于处理因支架贴附不紧造成的内

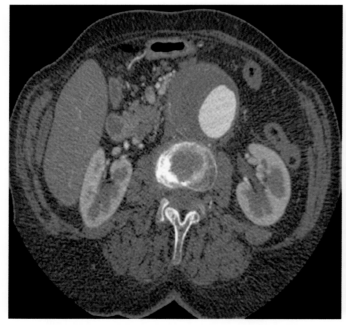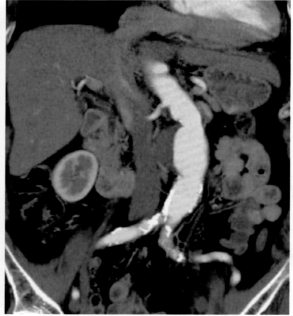

▲ 图 2-1　EVAR 术前 CT 显示肾下腹主动脉瘤，直径 56mm

漏，而不处理离散内漏。计划在 1 个月后进行随访 CT。如果随访 CT 提示内漏仍存在，则计划释放一新的主动脉支架延长支来治疗Ⅰa型内漏。双侧肾动脉和髂内动脉血流通畅。

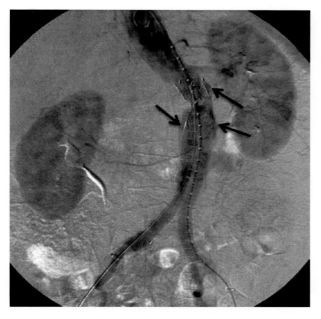

▲ 图 2-2　支架释放后的术后血管造影显示存在Ⅰa型内漏（箭）；支架近端与最低的左肾动脉支架的距离约 9mm，存在空间可以置入一个主动脉支架延长支

【随访 CT 影像】

术后 1 个月时随访 CT 提示仍存在Ⅰa型内漏（图 2-3），拟二次手术干预。

【二次干预】

通过右股动脉入路置入 1 枚 28mm×49mm 的主动脉支架延长支（Medtronic Vascular，Santa Rosa，CA，USA）。经皮穿刺左肱动脉入路被用于支架释放期间的血管造影，也可以用于万一发生左肾动脉被意外覆盖时，通过左肾动脉预留的导管行补救性烟囱支架置入（图 2-4）。

3 个月后的随访 CT（图 2-5）显示结果稳定，无内漏。腹主动脉瘤的直径不变。总随访期为 36 个月，腹主动脉瘤保持稳定，无内漏。

【讨论】

该案例表明支架的放置是至关重要的一步。我们应充分考虑肾下主动脉瘤颈的长度，支架应尽可能靠近最低侧肾动脉水平展开。尽管市场上有不同类型和品牌的支架，了解各个支架的特点和置入经验对于避免并发症至关重要。一些Ⅰa型内漏在简单的球囊扩张贴附后可以消失。主动

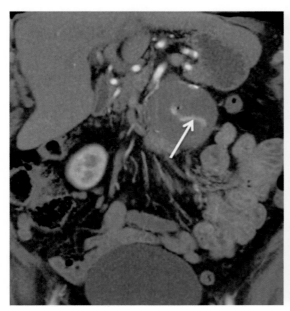

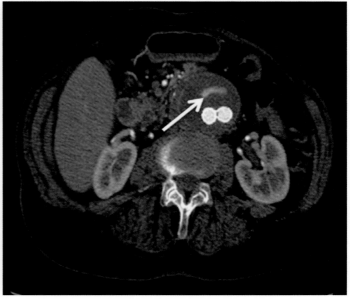

▲ 图 2-3　支架释放后 1 个月时随访 CT 提示存在Ⅰa型内漏（箭）

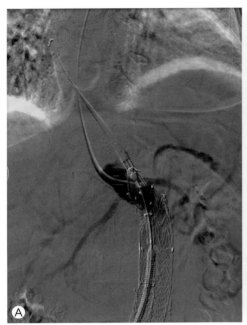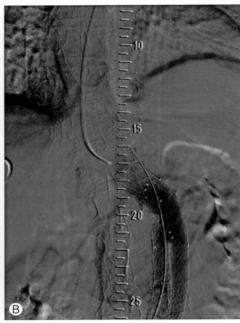

◀ 图 2-4 **A.** 在主动脉支架延长支释放过程中，通过左肱动脉入路推入诊断性 **5Fr** 导管的术后血管造影；**B.** 主动脉支架延长支置入后的术后血管造影显示肾动脉通畅且无内漏

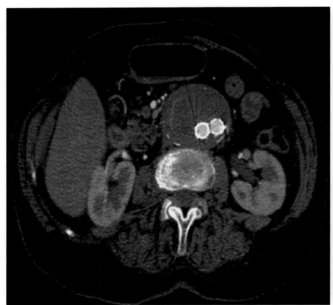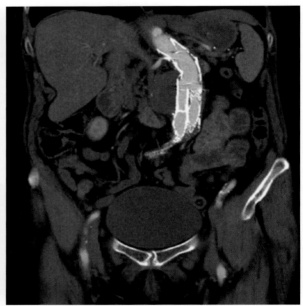

▲ 图 2-5　再次介入治疗 3 个月后的随访 CT 显示无内漏，腹主动脉瘤大小无变化

脉支架延长支的放置也是腔内治疗的一种选择，但需要有足够的解剖空间。另外定制的预留开窗的主动脉支架延长支也是不错的选择，但准备支架需要时间。Heli-FX EndoAnchor（Medtronic Vascular）是另外一种选择。然而，以上方法对于处理瘤颈部钙化或支架尺寸过小的病例时均存在局限性。最后，从微弹簧圈到一些液体栓塞剂这些不同类型的栓塞材料可用于治疗 I a 型内漏。除此之外，在某些病例中，可以应用烟囱技术。

病例 2

【临床特征和影像分析】

患者男性，71 岁，既往患扩张型心肌病及严重的心功能不全，磁共振成像（MRI）提示腹主动脉瘤，直径 71mm，拟行 EVAR 手术。术前检查肾功能受损，肾小球滤过率（e-GFR）为 45ml/min。瘤颈长 19mm，直径 27mm，成角＞60°（图 2-6），未见明显血栓。髂动脉无狭窄，直径 18mm，但 MRI 不能充分评估钙化情况。

【EVAR 支架置入方案及手术干预】

外科显露双侧股动脉，团注 5000U 肝素，经右股动脉入路释放 32mm 的 Endurant Ⅱ 分叉支架（Medtronic Vascular）。双侧髂支直径为 20mm。经左股动脉入路推入并放置对侧髂支。支架置入过程中双肾动脉显露不佳，最终的血管造影显示支架置入的位置低于预期（图 2-7）。

【随访 CT 影像】

患者 EVAR 术后 2 天出院。3 个月随访 CT 显示Ⅰa 型内漏（图 2-8）。支架与左肾动脉之间的距离约为 5mm（图 2-9）。

【二次干预】

在腹主动脉瘤临床检查期间，患者存在腹痛的临床症状。由于存在腹痛，以及腹主动脉瘤的大小和内漏，遂拟隔天急诊手术干预内漏。手术方案是首先在支架和主动脉壁之间应用弹簧圈栓塞，然后在原来支架上方放置 1 枚主动脉支架延长支。术中经皮穿刺右股动脉并预置 ProGlide 缝合器（Abbott Vascular Devices，Redwood City，CA，USA），然后经右股动脉入路预置 1 根 180cm 长的 Lunderquist 超硬导丝（Cook Medical，Bloomington，IN，USA），并引入 1 枚 32mm×49mm 主动脉支架延长支（Medtronic Vascular）。经左股动脉通路用于弹簧圈栓塞，左肱动脉通路用于支架置入时血管造影评估，并在不慎覆盖肾动脉的情况下作为补救通路。

在腔内放置多枚尺寸为 20mm×50mm 的 Concerto 可控弹簧圈（Medtronic，Minneapolis，MN，USA）（图 2-10）。最后，将 1 枚 6mm×10cm 的 Interlock 可控弹簧圈（Boston Scientific，Natick，MA，USA）放置在支架的近端（图 2-10

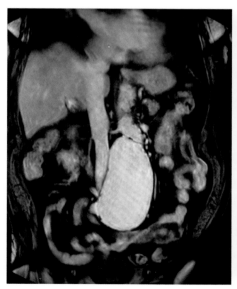
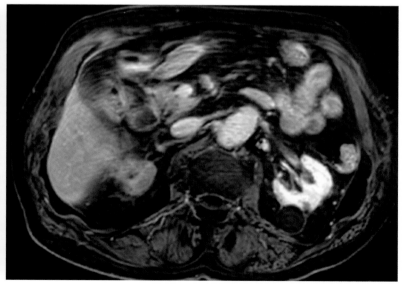

▲ 图 2-6　MRI 显示腹主动脉瘤，直径 71mm，瘤颈长 19mm，成角＞60°

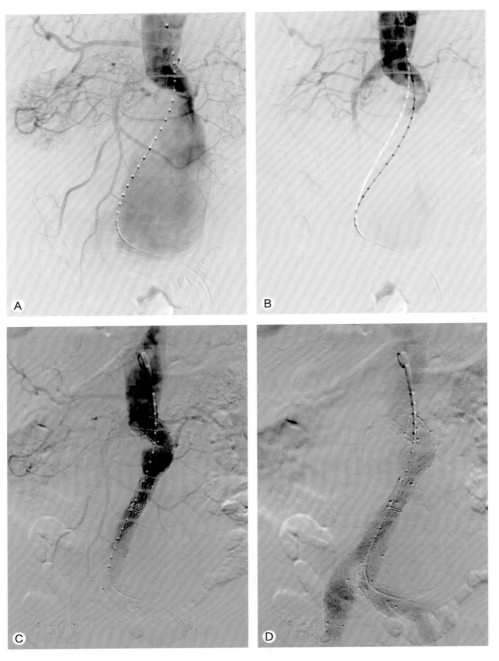

◀ 图 2-7　术中细节

A 和 B. 术前血管造影示主动脉瘤颈高度成角；C 和 D. 最终的血管造影未见内漏

中箭所示）。尽可能靠近肾动脉开口位置放置主动脉支架延长支（Medtronic Vascular）（图 2-10）。术后血管造影显示支架位置良好，无内漏。患者在术后 2 天出院，无腹痛发生。

　　二次干预后 3 个月时随访超声增强扫描（CEUS）（因患者肾功能受损而进行）发现巨大内漏（图 2-11），笔者认为这可能是肠系膜下动脉相关的 II 型内漏。新的再次干预计划采用弹簧圈栓塞治疗。术中通过肠系膜上动脉将 1 根 Direxion 0.021 英寸（1 英寸≈2.54cm）微导管（Boston Scientific）置于腹主动脉瘤内，并用 Nester 微弹簧圈（Cook Medical）（16 枚 10mm×14cm、7 枚 8mm×14cm、5 枚 6mm×14cm 和 4 枚 3mm×14cm）栓塞内漏和肠系膜下动脉（图 2-12）。术后超声增强扫描

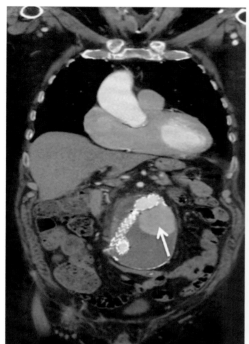
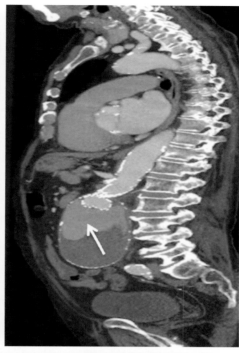

◀ 图 2-8　EVAR 术后 3 个月随访 CT 显示 I a 型内漏（箭）

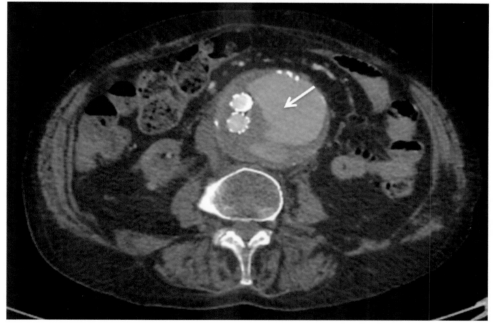

显示腹主动脉瘤直径无变化且无内漏（图 2-13）。

下一次随访超声增强扫描显示即使在延迟显影 53s 后也没有发现内漏，而且支架外也没有对比剂外溢，总随访时间为 12 个月。

【讨论】

在接受 EVAR 治疗的超支架说明书使用范围

的患者中，I a 型内漏的发生率明显更高，而遵循使用指南的患者内漏的发生率仅为 2%~4%。因此应尽量遵守使用指南，避免相关的并发症。在本病例中，主动脉瘤颈成角超出了 EVAR 的指导范围，导致内漏的产生。考虑患者接受开放性手术的风险很高，故可考虑腔内支架置入术，如

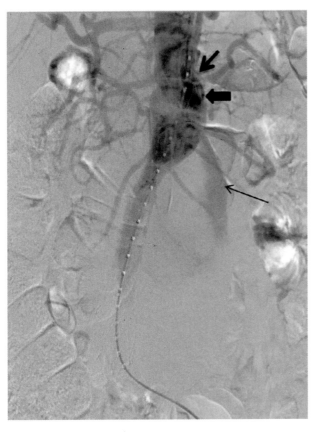

▲ 图 2-9 再次干预术前血管造影显示巨大的Ⅰa型内漏（细箭）；注意左肾动脉（粗箭）与支架覆盖部分（粗黑箭）之间的距离

Aorfix（Lombard Medical，Didcot，UK）和 Anaconda（Vascutek，Inchinnan，UK），适用于瘤颈高度成角的腹主动脉瘤。在某些情况下，在支架置入后，EndoAnchor 还可以用于具有挑战性的解剖条件病例，但最好的建议是遵照说明书执行。先进的支架技术，如开窗的主动脉支架延长支或支架，也是一种选择，但支架生产的等待时间限制了其在急性或亚急性病例中的使用。

病例 3

【临床特征和影像分析】

患者女性，78 岁，患有 60mm 腹主动脉瘤合并 45mm 右髂总动脉瘤，在检查髂动脉瘤时出现疼痛（图 2-14）。患者合并严重的慢性阻塞性肺疾病及肾功能受损。决定采用分叉型腹主动脉支架隔绝腹主动脉瘤，并栓塞右髂内动脉，旨在右侧髂支远端置于髂外动脉隔绝右髂总动脉瘤。患者主要手术指征为急性症状性髂总动脉瘤，术中需考虑高度成角扭曲的动脉瘤颈会增加Ⅰa型内漏的风险。由于合并肺部疾

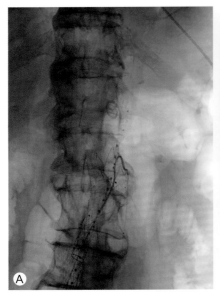
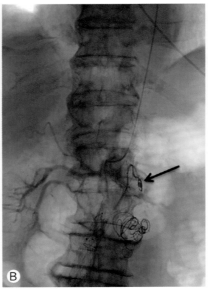
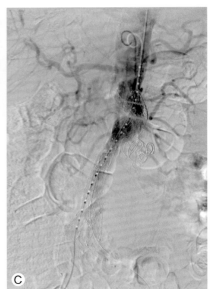

▲ 图 2-10 A. 腹主动脉瘤中置入导管和微导管；B. 支架与主动脉壁之间需要弹簧圈栓塞的位置（箭）；C. 主动脉支架延长支置入术后血管造影，未见内漏

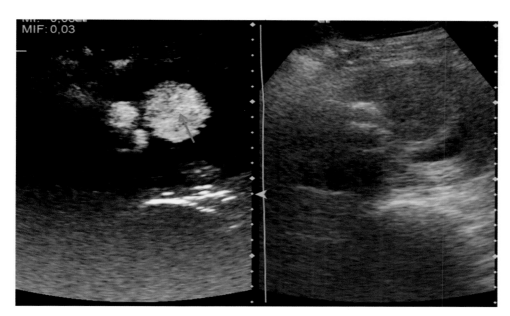

◀ 图 2-11　**3 个月后随访超声增强扫描显示一个可能来源于肠系膜下动脉的巨大Ⅱ型内漏**

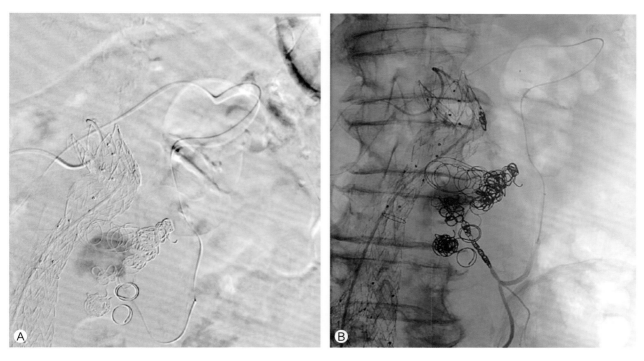

▲ 图 2-12　**Ⅱ型内漏栓塞**
A. 微导管通过肠系膜上动脉进入腹主动脉瘤腔；B. 栓塞后复查造影

病，决定在麻醉师的协助下采取局部麻醉进行 EVAR 手术。腹主动脉瘤颈部直径 24mm，长 38mm，右髂外动脉直径 10mm，左髂总动脉直径 14mm。

【EVAR 支架置入方案及手术干预】

外科游离显露右股动脉，经皮穿刺左股动脉预置 2 枚 ProGlide 缝合器，分别置入动脉鞘，经左股动脉通路用 10 枚 10mm×14cm 大

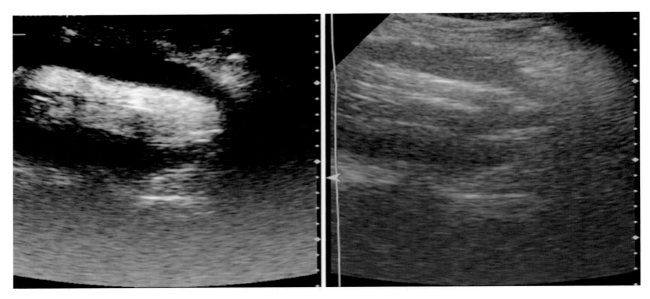

▲ 图 2-13　Ⅱ型内漏栓塞后，超声增强扫描检查未见内漏

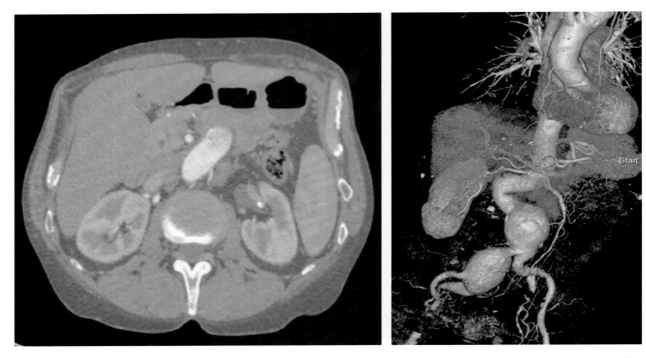

▲ 图 2-14　CT 显示腹主动脉瘤（直径 60mm），合并右髂总动脉瘤（直径 45mm）；腹主动脉瘤颈高度扭曲，超出 EVAR 操作推荐角度

小的可推送的微弹簧圈（Cook Medical）栓塞右髂内动脉。团注 5000U 肝素后，沿右股动脉，通过 Lunderquist 0.035 英寸超硬导丝，推入 Endurant Ⅱ 28mm×16mm×166mm 支架主体。右侧置入 16mm×13mm×82mm 髂支，远端锚定在右髂外动脉；置入规格 16mm 左侧髂支，远端锚定于髂总动脉。最终的术后血管造影显示腹主动脉支架位置良好，瘤颈部由于角度较大，预期存

在Ⅰa型内漏（图2-15）。考虑手术主要为处理有症状的右髂总动脉瘤，随后对Ⅰa型内漏择期再行栓塞处理。患者术后3天出院，右下腹部疼痛缓解。Ⅰa型内漏计划3周后复查，经左上肢肱动脉通路再行栓塞处理。

【二次干预】

EVAR术后3周，经左上肢肱动脉入路，将5Fr多功能导管放置在腹主动脉支架和主动脉壁之间。经导管引入Direxion 0.021英寸微导管至瘤腔，而后引入15枚规格为6mm×10cm大小的Interlock-18微弹簧圈，以及多枚8mm×20cm微弹簧圈栓塞瘤腔。在最后一枚弹簧圈定位后，复查血管造影确认腹主动脉瘤腔内无对比剂外溢，没有在近端放置更多弹簧圈（图2-16）。

【随访CT影像】

3个月后，随访平扫CT及超声扫描显示支架位置及形态良好，无内漏发生（图2-17）。总随访时间为35个月，期间未发现内漏，瘤体直径无变化。

【讨论】

本案例患者，右髂总动脉瘤合并腹主动脉瘤，急性右下腹痛来院，年龄较大，不适合开放性手术，而若行EVAR手术，腹主动脉瘤颈高度成角，角度超出了EVAR指导范围。考虑该患者右髂

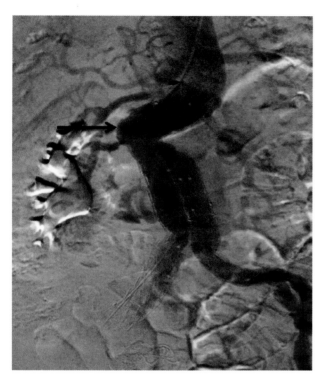

▲ 图 2-15 术后血管造影示腹主动脉支架位置良好，存在Ⅰa型内漏，计划择期栓塞（箭所指即为Ⅰa型内漏）

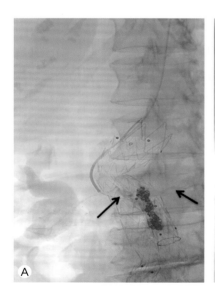
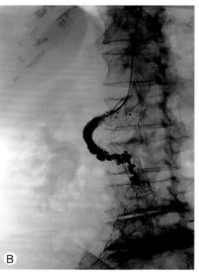
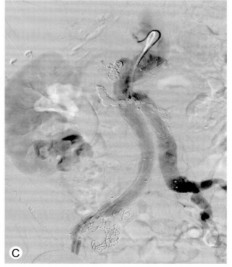

▲ 图 2-16 栓塞手术细节

A. 血管造影期间观察到通畅的腰动脉（箭）；B. 通过微导管，成功释放微弹簧圈；C. 术后血管造影示栓塞结果令人满意

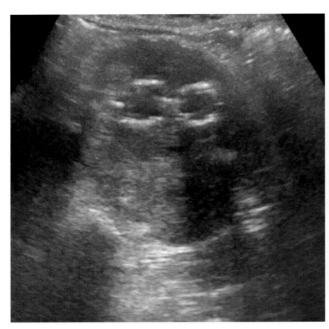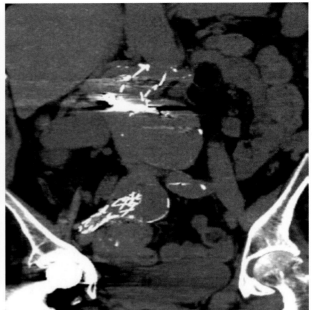

▲ 图 2-17　随访超声扫描和 CT 可见腹主动脉瘤体直径 60mm，右髂总动脉瘤体直径 45mm，均无变化

总动脉瘤伴有疼痛症状，因此术中进行了右髂内动脉栓塞，对因角度过大产生的 Ⅰa 型内漏决定择期干预。动脉瘤颈部长度很长，没有钙化或血栓，但伴有高度扭曲成角，在制订手术方案时需要多加考虑，而在回撤支架输送系统时也可能会面临困难。有几种技术可以解决这个问题，在此病例中，笔者借助加硬导丝进行回撤，没有遇到相关问题。

临床中，有为专门应对高度扭曲成角的腹主动脉瘤颈部设计的支架，如 Anaconda 或 Aorfix，应该更为适合。遗憾的是笔者所在中心没有这些类型的支架可供使用。

病例 4

【临床特征和影像分析】

患者男性，68 岁，偶然发现腹主动脉瘤，最大直径约 60mm（图 2-18），拟择期行 EVAR 治疗。

【EVAR 支架置入方案及手术干预】

肾动脉下方的主动脉直径为 23mm。瘤颈长 18mm，无明显附壁血栓及钙化。双侧髂总动脉直径为 13mm。显露双侧股动脉，团注 5000U 肝素。经右股动脉顺利引入 Endurant Ⅱ 分叉支架，直径 28mm，左侧置入 16mm×124mm 髂支。术后血管造影显示支架定位准确，形态良好，未见 Ⅰ 型和 Ⅲ 型内漏（图 2-19）。延迟期影像可见腰动脉反流导致的 Ⅱ 型内漏（图 2-20）。

【随访 CT 影像】

术后 3 个月随访 CT 显示无 Ⅰ 型、Ⅲ 型内漏，可见来自腰动脉和肠系膜下动脉的 Ⅱ 型内漏，瘤体大小无明显变化（图 2-21）。继续密切随访，暂不干预。术后 1 年的随访检查结果显示 Ⅱ 型内漏仍然存在，但瘤体未见增大。术后 3 年随访发现由于瘤颈增宽导致的新发 Ⅰa 型内漏（图 2-22）。

【二次干预】

局部麻醉后经皮穿刺右股动脉，血管造影证实存在 Ⅰa 型内漏（图 2-23）。引入 Simmons（Sim）弯导管及同轴的 Direxion 0.021 英寸微导管于腹主动脉瘤内。栓塞过程从准备 Onyx 34 液体栓塞剂（ev3，Plymouth，MA，USA）开始。用二甲亚砜（DMSO）冲洗微导管后，给予 4ml Onyx

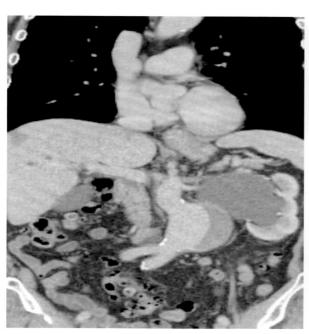
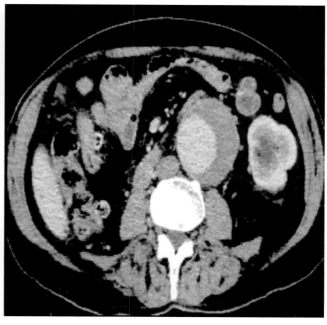

▲ 图 2-18　**CT 可见腹主动脉瘤径 60mm，瘤颈长 18mm，瘤颈无明显附壁血栓及钙化，入路血管无明显狭窄及扩张**

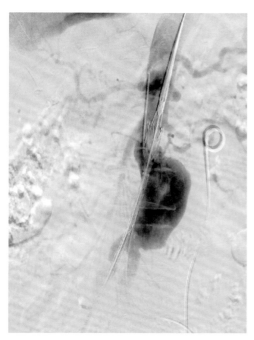
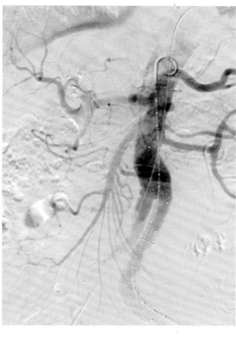

◀ 图 2-19　术后血管造影显示支架定位准确，未见Ⅰ型和Ⅲ型内漏

液体栓塞剂。然后，推进一根新的微导管，并用数枚 Nester 微弹簧圈（2 枚 6mm×10cm、2 枚 5mm×8cm 和 3 枚 4mm×8cm）和 1 枚 Concerto 微弹簧圈（6mm×20cm）完成栓塞。

【再次随访 CT 影像】

栓塞后 3 个月的随访 CT 影像显示效果满意（图 2-24）。2 年后，随访超声扫描见腹主动脉瘤径扩大到 73mm，Ⅱ型内漏持续存在（图 2-25）。

【第三次手术】

局部麻醉后经皮穿刺右股动脉，利用 Direxion 0.021 英寸微导管通过髂腰动脉到达腹主动脉瘤腔内，利用数枚 Nester 可推送的微弹簧圈（5 枚 6mm×14cm、6 枚 4mm×14cm、5 枚 3mm×14cm）进行 Ⅱ 型内漏栓塞（图 2-26）。接下来的随访检查未见瘤体增大及内漏。

【讨论】

持续存在的 Ⅱ 型内漏令人头痛，对于瘤体稳定的 Ⅱ 型内漏是否需要处理仍然存在争议。该病例提示持续存在的 Ⅱ 型内漏在 EVAR 术后的中远期可能会导致瘤颈增宽而继发 Ⅰa 型内漏。因此，笔者建议对于持续存在的 Ⅱ 型内漏，如果能栓塞内漏，应尽早处理。利用微弹簧圈配合 Onyx 液体栓塞材料治疗 Ⅰa 型内漏的做法，尚无远期随访结果。然而其为定制开窗支架及开放修补手术争取了时间。

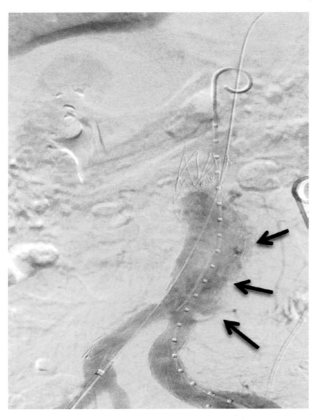

▲ 图 2-20　延迟期影像可见腰动脉反流导致的 Ⅱ 型内漏（箭）

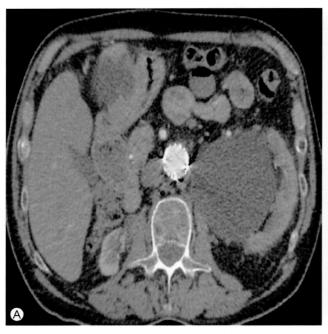

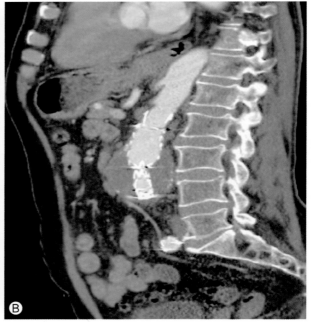

▲ 图 2-21　术后 3 个月随访 CT
A 和 B. 无 Ⅰ 型、Ⅲ 型内漏

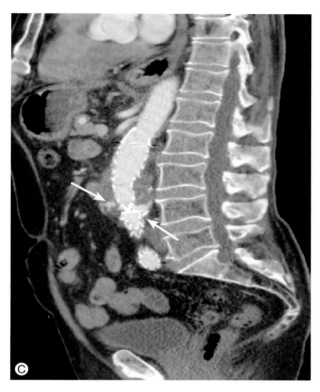

▲ 图 2-21（续）　**术后 3 个月随访 CT**
C. 箭所指为来自腰动脉和肠系膜下动脉的Ⅱ型内漏

病例 5

【临床特征和影像分析】

患者男性，76 岁，患有无症状腹主动脉瘤，直径 63mm，考虑行 EVAR 治疗。CT 显示动脉瘤颈高度成角（＞ 75°），中心线测量动脉瘤颈长 18mm，无明显血栓或钙化，右髂总动脉直径为 17mm（图 2-27），左髂总动脉有直径 34mm 的动脉瘤。

【EVAR 支架置入方案及手术干预】

患者置入了 Aorfix 分叉支架，该支架的设计旨在治疗瘤颈角度高达 90° 的腹主动脉瘤。首先，用 8 个 8mm×14cm 和 10mm×14cm 的 Nester 微弹簧圈栓塞左髂内动脉。显露右股动脉，将支架主体和同侧髂支通过右侧导入，右侧髂支直径为 20mm。

左侧髂支延伸至髂外动脉。术后血管造影显示支架位置良好且无内漏（图 2-28），右髂内动脉通畅。患者在 EVAR 术后 2d 出院。

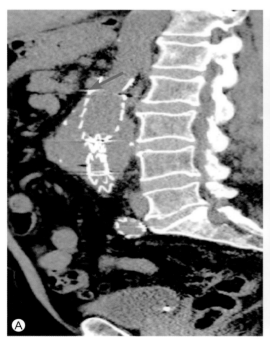
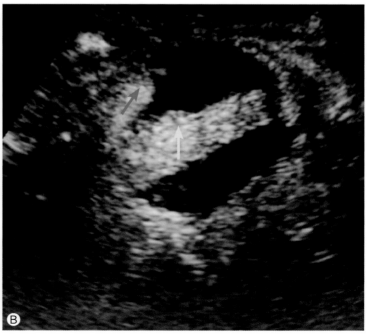

▲ 图 2-22　**术后 3 年随访影像可见新发Ⅰa 型内漏**
A. CT 中，箭指向动脉瘤颈部扩张，支架和主动脉壁之间缺少接触；B. 超声扫描中，箭分别指向Ⅰa 型内漏和支架

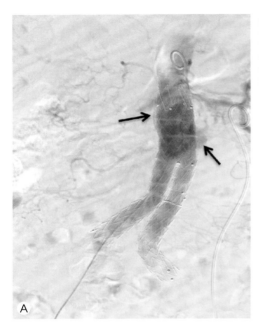
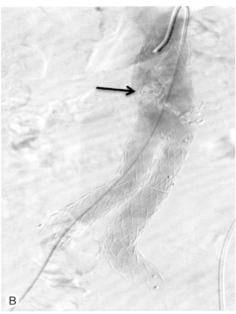

◀ 图 2-23　A. 血管造影显示有 I a 型内漏（箭）；B. 用 Onyx 栓塞剂和微弹簧圈栓塞后的随访血管造影（箭指向最后一个微弹簧圈）

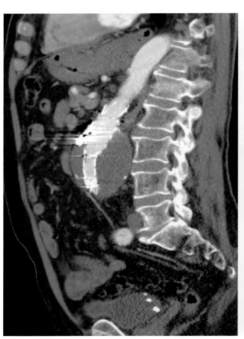
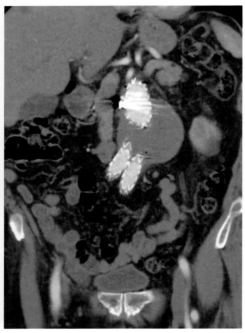

◀ 图 2-24　随访增强 CT 未见内漏

【随访 CT 影像】

术后 3 个月的随访 CT 显示 I a 型内漏（图 2-29 箭所指），计划行栓塞治疗。

【二次干预】

经皮穿刺获得右股动脉入路。推入 1 根 5Fr Sim 导管，并将 1 根 Direxion 0.021 英寸微导管放置在支架和主动脉壁之间。共用 23 枚尺寸分别为 10mm×14cm、8mm×14cm 和 6mm×14cm 的 Nester 微弹簧圈以栓塞漏口。术后血管造影显示栓塞效果满意，内漏消失（图 2-30）。

栓塞后 3 个月的随访 CT 结果令人满意，无内漏（图 2-31）。腹主动脉瘤大小无变化（直径为

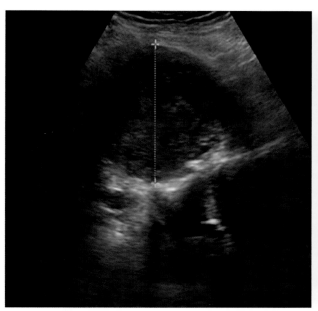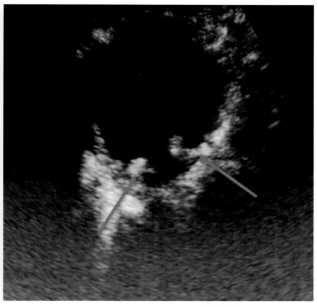

▲ 图 2-25　随访超声扫描可见腹主动脉瘤腔增大和Ⅱ型内漏（箭）

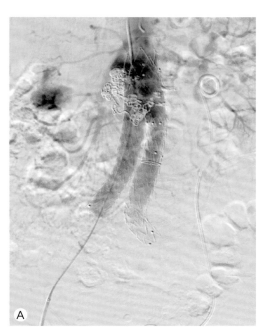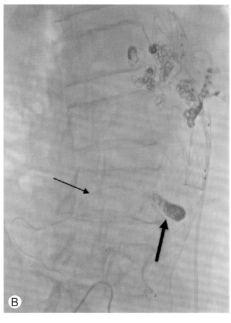

◀ 图 2-26　栓塞手术的细节

A. 血管造影显示前期置入的微弹簧圈及 Onyx 栓塞剂，未见Ⅰa 型内漏；B.Ⅱ型内漏栓塞和微弹簧圈置入的细节（细箭指示微导管，粗箭指示微弹簧圈）

63mm）。总随访期为 17 个月，未观察到内漏。

【讨论】

栓塞是治疗Ⅰa 型内漏的一种选择，弹簧圈栓塞的长期效果和结局尚不清楚，因此随访至关重要。Onyx 栓塞剂和弹簧圈联合栓塞的效果可能最好。当然，更确切和安全的选择是定制开窗支架或行开放手术。因为定制开窗支架耗时较长，利用栓塞治疗内漏可作为一种临时办法。对于开腹手术风险高的患者，栓塞术可以作为一种替代的微创方式解决内漏。

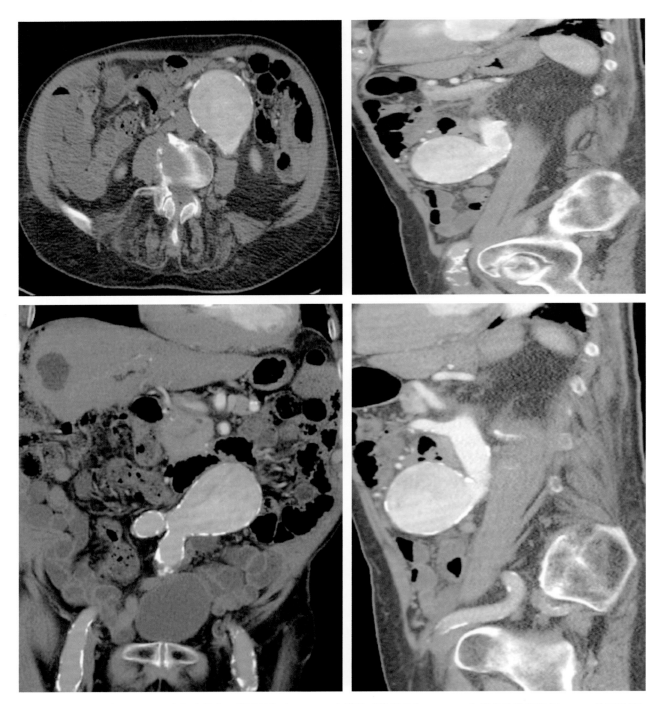

▲ 图 2-27　**CT 显示 63mm 腹主动脉瘤，瘤颈部角度＞ 75°，右髂总动脉直径为 17mm，左髂总动脉有直径 34mm 的动脉瘤**

病例 6

【临床特征和影像分析】

患者男性，86 岁，CT 检查发现腹主动脉瘤，直径 60mm（图 2-32），行 EVAR 治疗。

【EVAR 支架置入方案及手术干预】

CT 显示腹主动脉瘤颈长度≥ 23mm，角度＜ 60°。肾下段主动脉直径为 31mm，无明显血栓或钙化。髂动脉无明显钙化或血栓。手术显露双侧

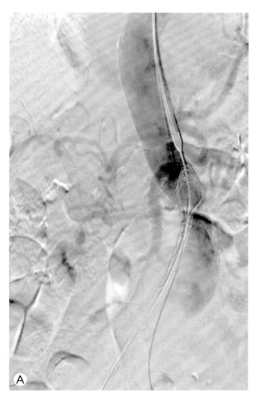
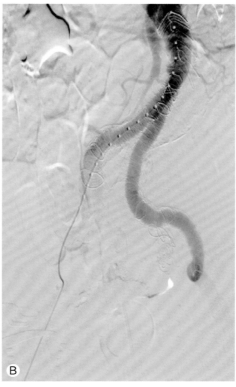

◀ 图 2-28　**A.** 打开 **Aorfix** 支架上端"鱼口"部分，然后整体释放支架；**B.** 术后血管造影显示支架位置良好且无内漏

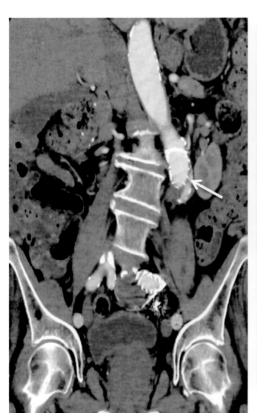
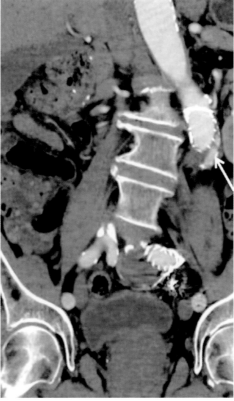

◀ 图 2-29　随访 **CT** 显示 **Ⅰa** 型内漏（箭）

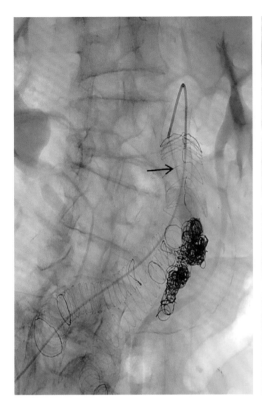

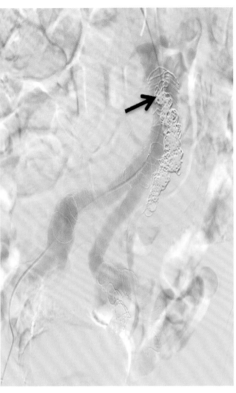

◀ 图 2-30　栓塞手术的细节

细箭指向微导管，粗箭指向最后一个弹簧圈

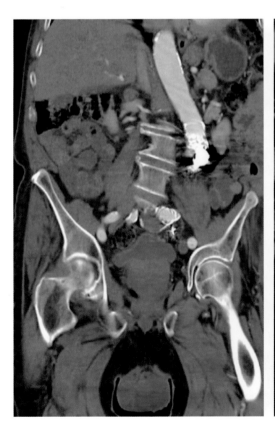

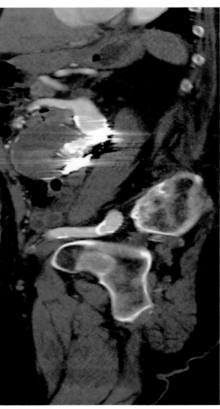

◀ 图 2-31　栓塞结果令人满意，随访 CT 未见内漏

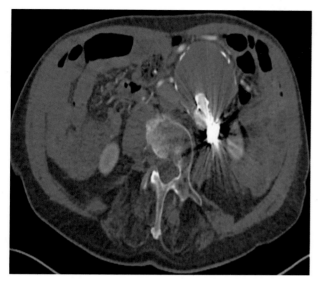

▲ 图 2-31（续）　栓塞结果令人满意，随访 CT 未见内漏

股动脉，术前给予 5000U 肝素。选用 Endurant Ⅱ（直径 36mm）分叉支架，左侧置入髂支，手术过程顺利。术后血管造影显示无内漏（图 2-33）。EVAR 术后 2 天，患者出院。

【随访 CT 影像】

术后 3 个月随访 CT 显示无内漏，腹主动脉瘤直径为 60mm，无变化（图 2-34）。随后每年进行 CT 随访，结果显示无内漏。

EVAR 术后 4 年，患者主诉腹痛，随访 CT 示：由于瘤颈进行性扩张，近端出现新的Ⅰa 型内漏（图 2-35），同时左侧髂支出现Ⅰb 型内漏。瘤体直径增加至 67mm。

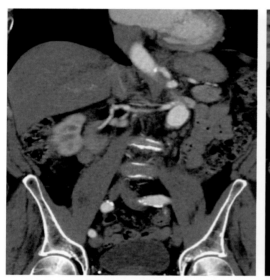
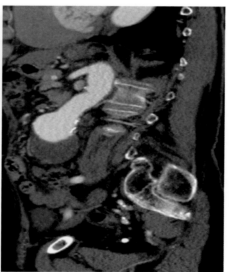

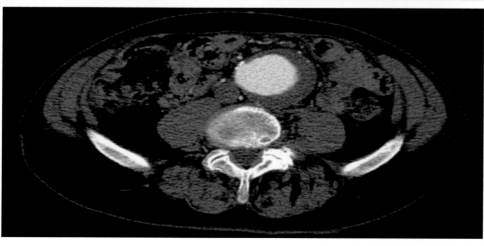

◀ 图 2-32　CT 示腹主动脉瘤直径 60mm

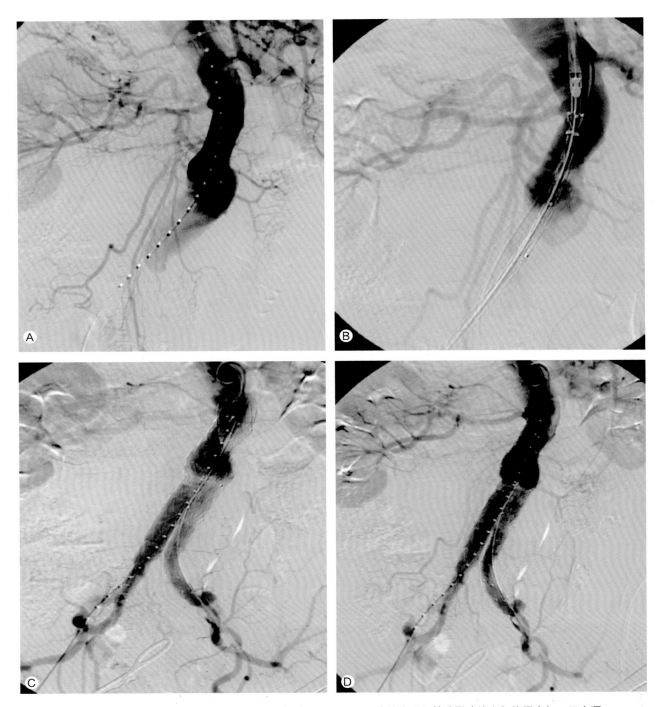

▲ 图 2-33　**A 和 B.** 支架释放过程中术后血管造影；**C 和 D.** 最终的术后血管造影确认支架位置良好，无内漏

【讨论】

患者如期手术，后续没有出现并发症。开放手术和 EVAR 术后，主动脉壁的退行性变仍在继续。该病例非常有代表性，因为尽管解剖简单、

EVAR 并不困难，术后头几年无内漏发生，但是 EVAR 术后第 4 年出现了新发内漏，患者术前动脉瘤颈直径为 31mm，这是其发生内漏的预测危险因素。通常认为瘤径＞ 28mm 是 EVAR 术后远

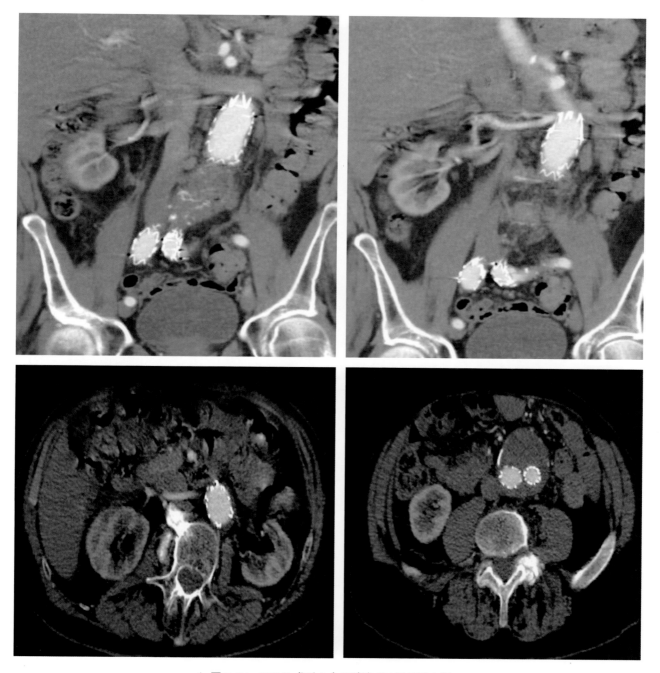

▲ 图 2-34　**EVAR 术后 3 个月随访 CT 显示无内漏**

期结果不佳的因素之一，尤其是同时存在瘤颈角度 > 60°，瘤颈长度 < 10mm，以及血栓和钙化。终身随访至关重要，尤其是 EVAR 术后几年。身体状况良好的患者，后期可以行开放手术修复。

腔内治疗方案可选择主动脉支架延长支 + 烟囱支架 + 髂支接续支架，主要适用于急性、亚急性病例。最后，也可以选择开窗支架，但由于本例患者是症状性腹主动脉瘤，没有选择开窗支架。

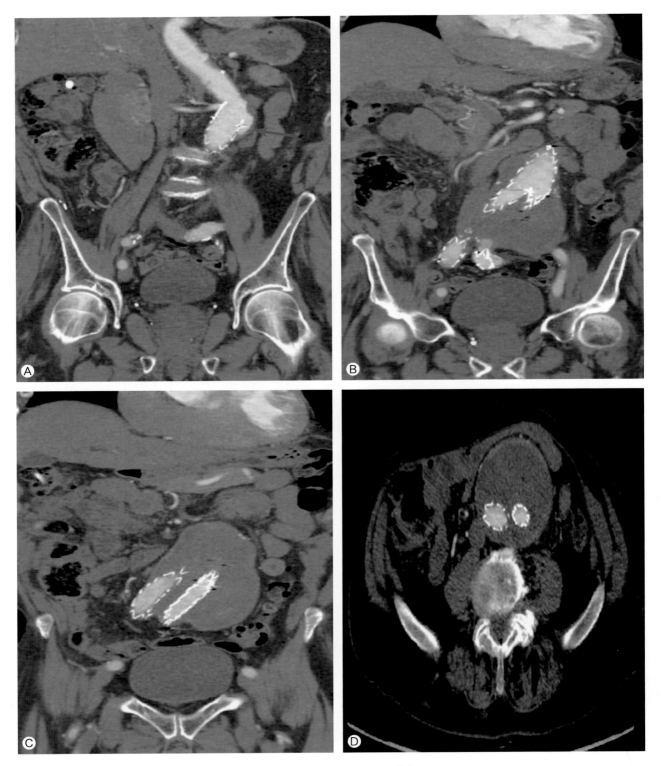

▲ 图 2-35　**EVAR 术后第 4 年随访 CT**

A. 新发 Ⅰa 型内漏（箭）；B. 左侧髂支可见 Ⅰb 型内漏（箭）；C 和 D. 腹主动脉瘤直径增加至 67mm

病例 7

【临床特征和影像分析】

患者老年男性，72 岁，偶然发现直径为 57mm 的腹主动脉瘤，行 EVAR 手术治疗。患者有长期高血压病史且 EF 值为 35%。CT 显示动脉瘤颈长度为 18mm，不伴成角，但存在明显的钙化（图 2-36）。瘤颈直径为 24mm，髂动脉钙化，髂总动脉直径为 14～15mm。笔者与患者讨论了两种手术方案：开放手术和 EVAR，以及由于瘤颈明显钙化而导致内漏发生的可能性。

【EVAR 支架置入方案及手术干预】

外科显露双侧股动脉。将 28mm×16mm×166mm Endurant Ⅱ 分叉支架主体经右股动脉置入并释放。右侧髂支支架的直径为 16mm。经左股动脉置入 16mm 髂支支架（图 2-37）。

【随访 CT 影像】

术后 3 个月随访增强 CT 显示为Ⅰa 型内漏，令人惊讶的是，右侧有一Ⅰb 型内漏（图 2-38）。

【二次干预】

在全身麻醉下进行二次干预，因为如果内漏不能通过栓塞治疗，将计划使用 Heli-FX EndoAnchor 固定系统。在支架和主动脉壁之间推进导管及微导管（图 2-39），但无法足够安全地推送微导管进行栓塞术。

Heli-FX EndoAnchor 系统通过 16Fr 鞘推进，并根据使用说明放置 EndoAnchor 固定系统。总共使用了 9 枚 EndoAnchor 固定系统（图 2-40）。在最后一枚 EndoAnchor 固定系统放置后，支架内出现血栓形成，额外追加 4000U 肝素，并进行血栓抽吸术，术后几乎所有的血栓都被清除。患者没有任何明显的远端栓塞临床症状。

放置 EndoAnchor 固定系统后，使用 4 枚 Nester 微弹簧圈（8mm×14cm）栓塞右髂内动脉，随后，右侧Ⅰb 型内漏通过放置 Endurant Ⅱ 型延长支（16mm×13mm×82mm）进行治疗（图 2-41）。术后血管造影显示效果良好，无Ⅰa 型或Ⅰb 型内

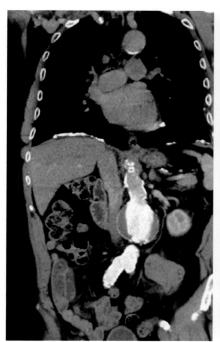
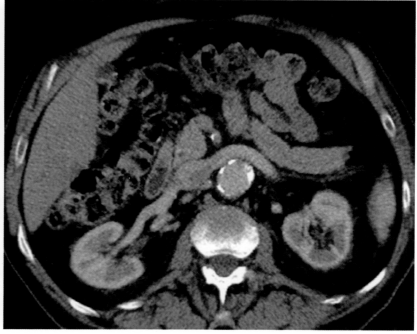

▲ 图 2-36　冠状位重建和轴位重建 CT 显示动脉瘤颈部和髂总动脉存在明显钙化

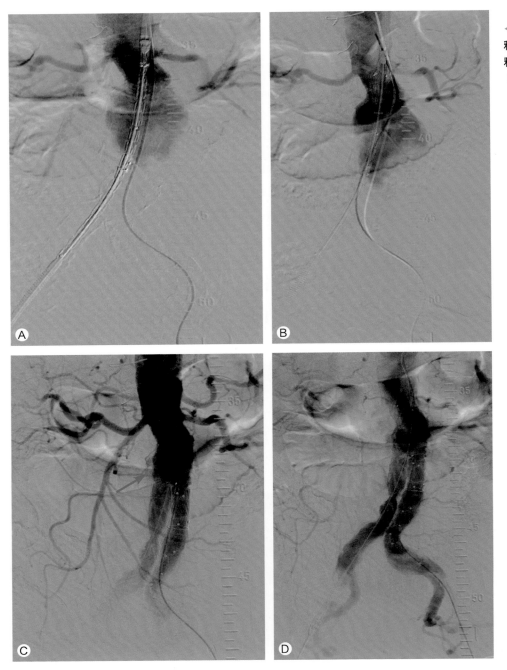

◄图 2-37 **A** 和 **B.** 支架释放的步骤；**C** 和 **D.** 支架释放后的术后影像；注意 Ⅰa 型离散内漏（箭）

漏（图 2-42）。患者术后 2 天出院，无并发症或不适，特别是无下肢缺血表现。

【再次随访 CT 影像】

术后 3 个月增强 CT 显示无 Ⅰa 型或 Ⅰb 型内漏（图 2-43），支架内无血栓形成，肾动脉和左髂内动脉通畅。计划术后 1 年再次进行 CT 随访。

术后 1 年随访 CT 显示新发 Ⅰa 型内漏（图 2-44）。腹主动脉瘤的大小没有变化，患者没有症状。笔者决定进行开放手术，患者同意治疗。手术进行得很顺利，之后没有发生明显的并发症。

【讨论】

主动脉瘤颈是近端锚定区，对 EVAR 后的成功转归，尤其是远期转归至关重要。广泛的

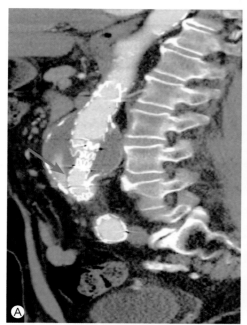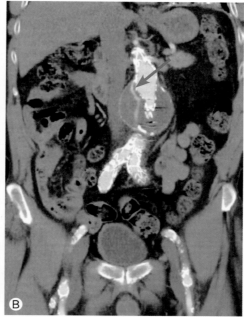

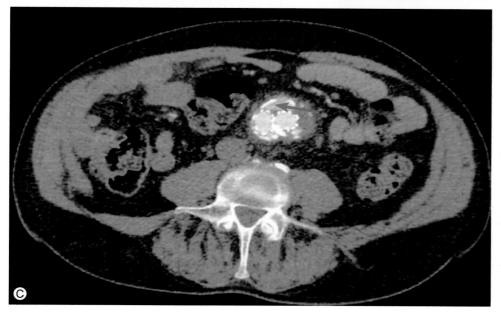

瘤颈钙化是一种不利因素，当试图在 EVAR 后获得良好的临床结局时，钙化通常会导致许多问题。在存在广泛的动脉瘤颈部钙化时，支架不能完全贴附于动脉壁，往往导致内漏发生。在本病例中，动脉瘤颈和髂动脉的钙化导致内漏发生。EndoAnchor 固定系统是一种相对较新的产品，具有良好的治疗效果；然而，EndoAnchor 固定系统并不适合应用于瘤颈严重钙化病变。另一种选择是先进的开窗支架技术。

病例 8

【临床特征和影像分析】

患者男性，82 岁，行 CT 检查发现直径 60mm 的动脉瘤，拟进一步治疗。患者合并有严重心脏病，EF 值仅为 30%。CT（图 2-45）示主髂段钙化，瘤颈长 24mm，直径 24mm。主动脉分叉处直径 16mm，右髂总动脉直径 14mm。

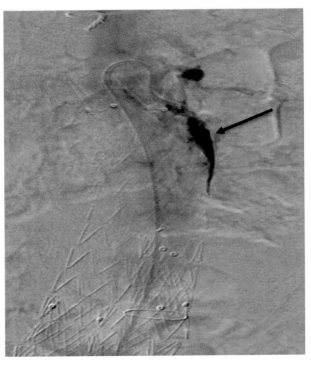

▲ 图 2-39　血管造影显示Ⅰa型内漏（箭）

【EVAR 支架置入方案及手术干预】

计划先通过右股动脉入路置入 1 枚 Endurant Ⅱ 主动脉 - 单侧髂动脉支架，随后进行股 - 股动脉转流旁路移植术。术中放置了 1 枚 28mm 支架于肾动脉下段，随后使用 1 枚 16mm×16mm×92mm 的支架放置于右髂总动脉。经 Destination 7Fr 血管鞘（Terumo Interventional Systems，Tokyo，Japan），于左髂总动脉分别使用直径 22mm、12mm、8mm 的 Amplatzer Ⅱ 血管塞进行封堵（图 2-46）。术后血管造影（图 2-47）显示左侧有Ⅰa型和左侧Ⅰc型内漏。Ⅰa型内漏通过球囊血管成形术治疗，Ⅰc型内漏未处理。计划 1 个月后 CT 随访。

【随访 CT 影像】

EVAR 术后 1 个月的超声增强扫描（图 2-48）和随后的随访 CT（图 2-49）显示左侧Ⅰc型内漏仍在，无Ⅰa型内漏。

【二次干预】

经皮穿刺左股动脉入路，于 Amplatzer 血管塞和血管壁之间推送诊断性导管，随后 Direxion 0.021 英寸的微导管进一步推入瘤腔，使用 5 枚

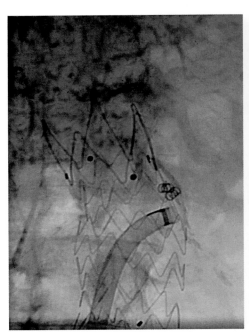

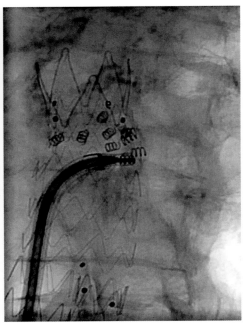

◀ 图 2-40　置入 Endo-Anchor 的细节

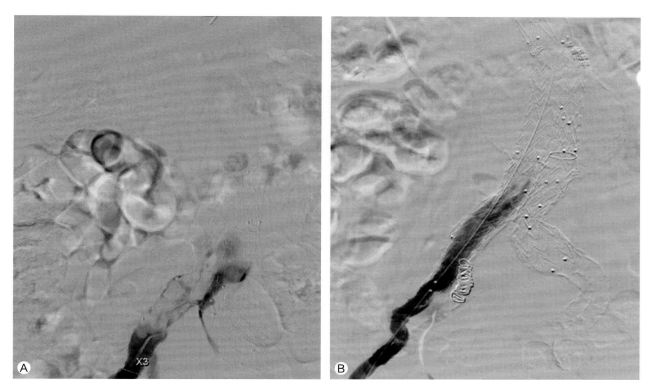

▲ 图 2-41　**A.** 血管造影显示Ⅰb 型内漏，钙化导致人工血管内支架贴壁不良；**B.** 在髂内动脉栓塞术和髂支支架释放后，最终的血管造影中未观察到内漏

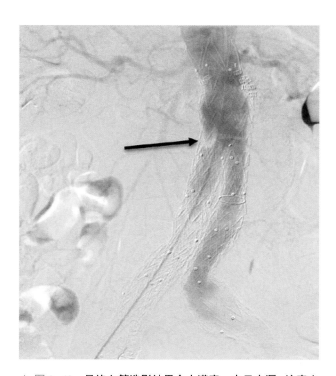

▲ 图 2-42　最终血管造影结果令人满意，未见内漏；注意支架内有少量血栓（箭）

Nester 微弹簧圈（3mm×7cm）和 7 枚 VortX 可推送的微弹簧圈（2mm×5cm）（Boston Scientific）进行栓塞（图 2-50，箭）。最后再次放置 1 枚 14mm AmplatzerⅡ血管塞进行封堵。

【再次随访 CT 影像】

术后 3 个月随访 CT 显示手术效果满意，无内漏（图 2-51）。主动脉瘤大小无显著变化（60mm）。总随访时间 22 个月。

【讨论】

该例Ⅰc 型内漏的发生是由于左侧放置的血管塞尺寸过小导致，因此，术前血管直径的测量就显得至关重要，血管塞的直径需要大于血管直径的 30%～50%。另一个有用的技术是血管塞与弹簧圈或液体栓塞物质的联合使用。Ⅰc 型内漏是容易通过腔内血管技术治疗的，可以通过使用栓塞物质或者延长支架得到解决。

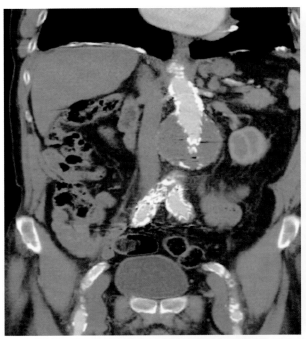

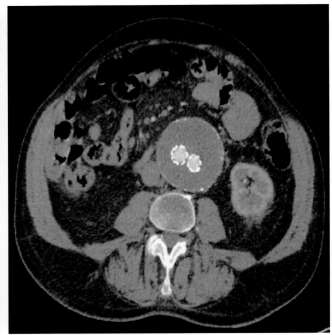

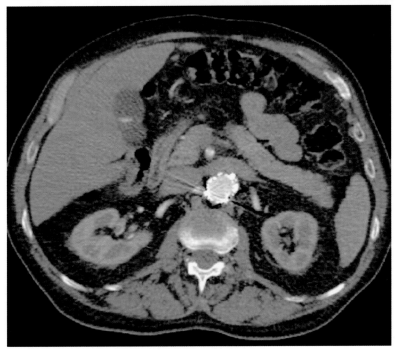

▲ 图 2-43　随访 CT 显示效果满意，无内漏；EndoAnchor 置入良好，支架内无血栓

病例 9

【临床特征和影像分析】

患者女性，75 岁，患有腹主动脉瘤，直径为 61mm（图 2-52），计划行腹主动脉瘤腔内修复术（EVAR）治疗。肾动脉下方的主动脉直径为 24mm，主动脉瘤颈无钙化及血栓。瘤颈的长度为 18mm，成角＞ 60°。由于右髂动脉闭塞，拟行股 - 股动脉转流旁路移植术。

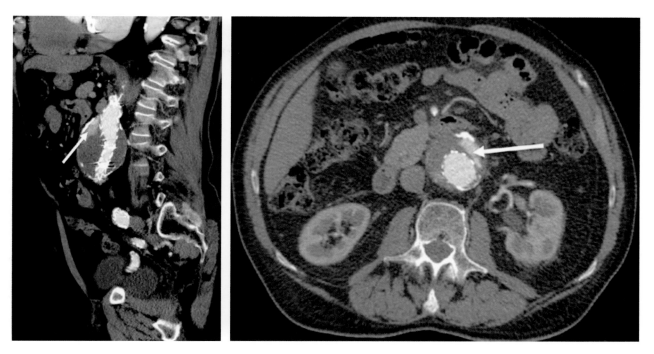

▲ 图 2-44　术后 1 年随访 CT 显示 Ⅰ a 型内漏复发（箭）

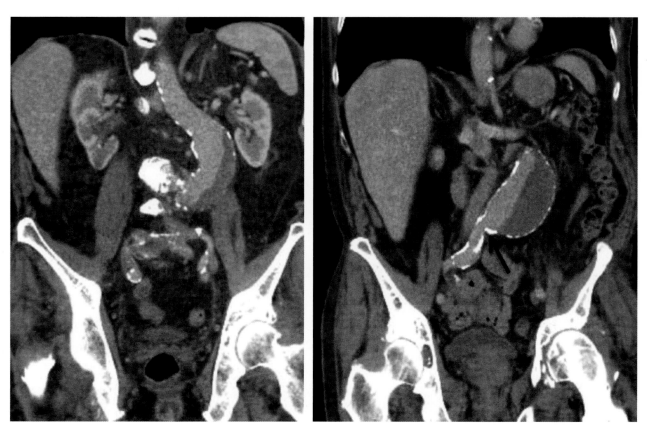

▲ 图 2-45　CT 显示主动脉分叉处狭窄（箭）

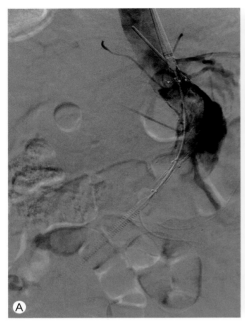
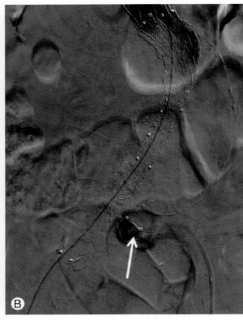

◀ 图 2-46　**A.** 支架打开细节；**B. Amplatzer** 血管塞封堵器置入（箭）

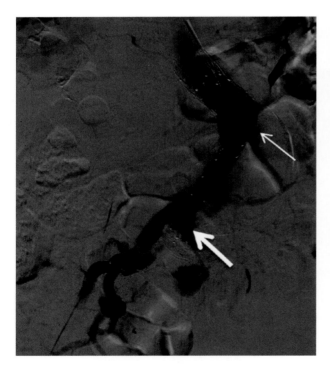

▲ 图 2-47　最终随访血管造影显示 Ⅰa 型内漏（细箭）和左侧 Ⅰc 型内漏（粗箭）

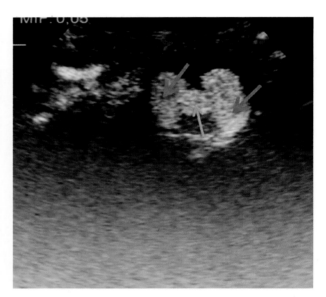

▲ 图 2-48　超声增强扫描造影（箭分别指示内漏和支架管腔）

【EVAR 支架置入方案及手术干预】

手术显露左股动脉。计划通过左股动脉通路置入主动脉 - 单侧髂动脉支架。置入直径为 28mm 的 Endurant Ⅱ 主动脉 - 单侧髂动脉支架。支架置入前即刻进行血管造影，通过软件的叠加功能将该造影图像作为支架置入时的参考图像。术后血管造影显示，由于支架的位置较低，出现了 Ⅰa 型内漏（图 2-53）。

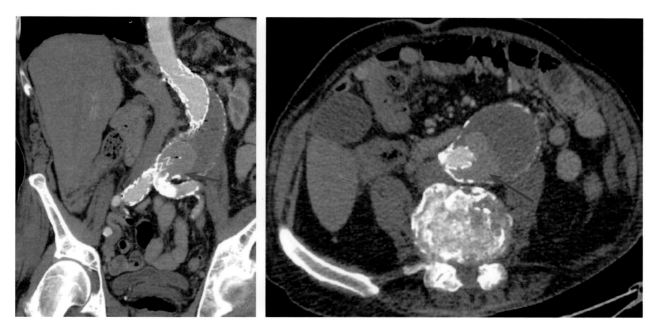

▲ 图 2-49　术后增强 CT 显示左侧髂支存在Ⅰc 型内漏（箭）

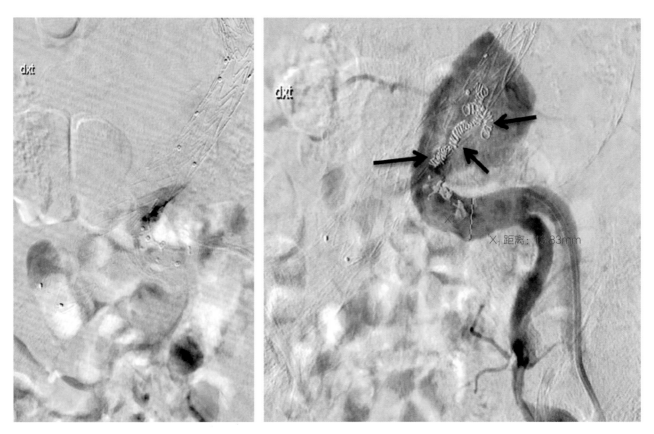

▲ 图 2-50　使用诊断性导管和微导管推入瘤腔，微弹簧圈栓塞瘤腔（箭）；随后置入一枚新的血管塞封堵器

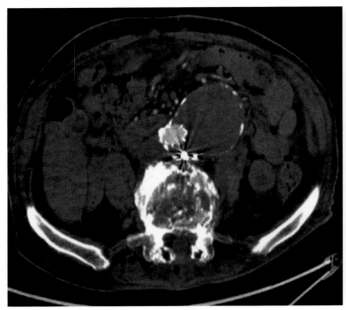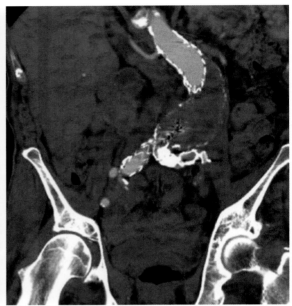

▲ 图 2-51　**3 个月后随访 CT 显示效果满意，无内漏**

【二次干预】

　　置入相同直径的主动脉支架延长支（28mm×49mm，Medtronic Vascular）并尽可能靠近肾动脉，这一过程中也使用了软件的叠加功能。术后血管造影显示主动脉支架延长支位置良好，贴近肾动脉，且无内漏（图 2-54）。

【随访 CT 影像】

　　3 个月后，随访 CT 显示无内漏，腹主动脉瘤大小无变化。总随访期为 19 个月，无内漏及腹主动脉瘤直径增长（图 2-55）。

【讨论】

　　这个简单的案例说明了 EVAR 手术过程中每

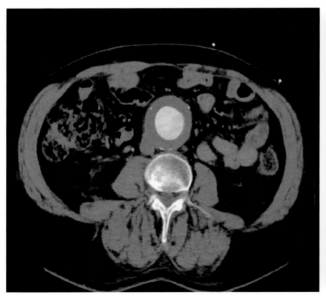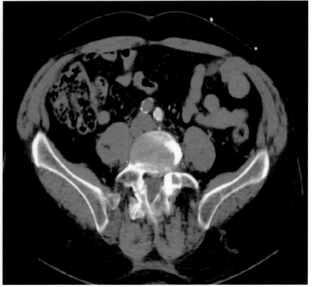

▲ 图 2-52　**CT 显示直径为 61mm 的腹主动脉瘤合并右髂动脉闭塞**

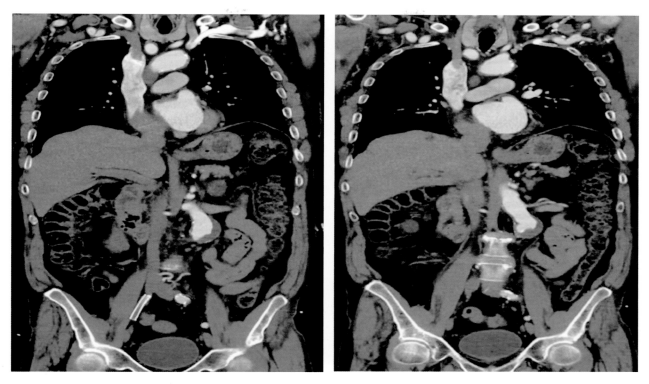

▲ 图 2–52（续）　**CT 显示直径为 61mm 的腹主动脉瘤合并右髂动脉闭塞**

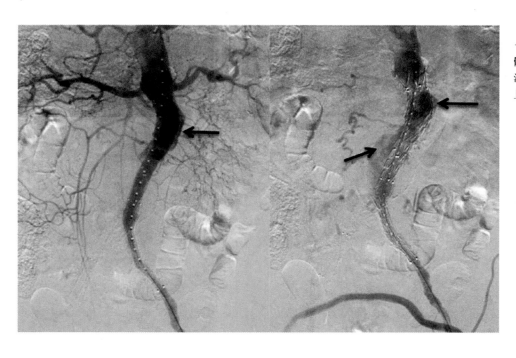

◀ 图 2–53　**主动脉 – 单侧髂动脉支架置入**
注意支架的放置位置较低，且有Ⅰa型内漏（箭）

个步骤的重要性。在支架释放过程中，我们无法进行血管造影，只能依靠软件的叠加功能。以下几点值得注意：首先，硬导丝改变了瘤体形态，导致支架定位不准。其次，最简单的办法是开通左肱 / 桡动脉通路，可在支架放置期间进行造影，协助定位。

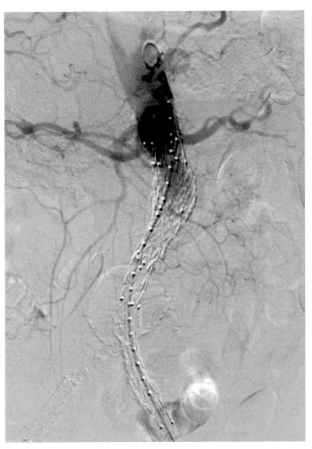

▲ 图 2-54 主动脉支架延长支置入后的血管造影显示无内漏

病例 10

【临床特征和影像分析】

患者老年男性，77 岁，进行腹部磁共振检查时偶然发现 57mm 腹主动脉瘤，考虑进行 EVAR 治疗（图 2-56）。相关的并发症包括既往心肌梗死和高血压。磁共振显示 57mm 的腹主动脉瘤和左髂动脉 23mm 的动脉瘤。右侧髂血管无动脉瘤。近端主动脉瘤颈长 25mm，无成角，直径 24mm。右髂总动脉直径 15mm。双侧髂内动脉血流通畅。

【EVAR 支架置入方案及手术干预】

计划使用 1 枚直径为 28mm 的 Endurant Ⅱ 分叉支架。右侧髂支选用 16mm 支架。在左侧，考虑了两种方案：一种是置入喇叭腿支架，另一种是栓塞髂内动脉并将锚定区延伸至髂外动脉。最终，选择了第二种方法，因为在血管造影中观察到血管走行不规则。支架按预期放置（即靠近肾动脉），最终的术后造影未发现内漏（图 2-57）。右髂内动脉通畅。患者术后 2 天出院。

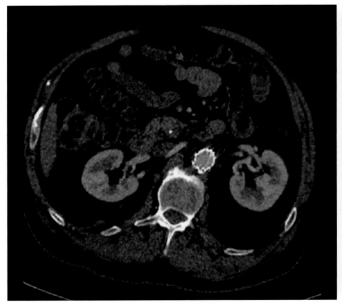
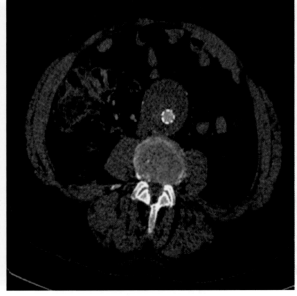

▲ 图 2-55 随访 CT 显示肾动脉通畅，无内漏，腹主动脉瘤大小无变化

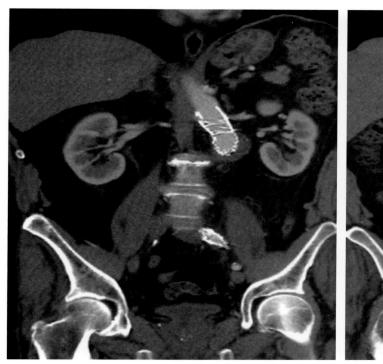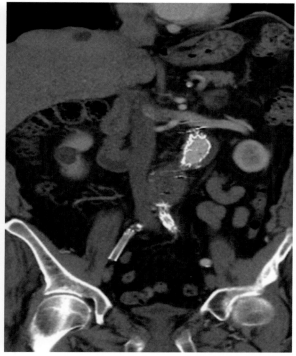

▲ 图 2-55（续）　随访 CT 显示肾动脉通畅，无内漏，腹主动脉瘤大小无变化

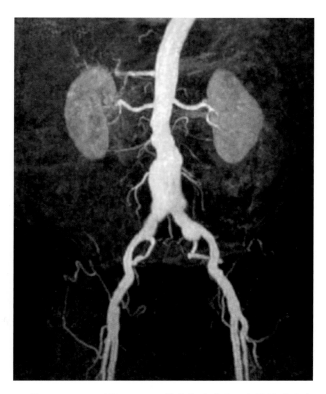

▲ 图 2-56　MRI 显示 57mm 的腹主动脉瘤，左髂总动脉有一个 23mm 的动脉瘤

【随访 CT 影像】

3 个月时随访 CT 显示支架置入良好，无内漏（图 2-58）。术后随访 3 年，无内漏，腹主动脉瘤缩小至 53mm。

EVAR 后 4 年的随访影像显示，由于进行性主动脉瘤颈扩张，出现新的Ⅰa 型内漏（图 2-59），腹主动脉瘤增长至 59mm。EVAR 术后 4 年肾下腹主动脉直径为 27～28mm，比术前增大近 3mm。

【二次干预】

在局部麻醉下经右股动脉通路行血管造影。然后经右股动脉在腹主动脉瘤腔内放置一根导管和一根同轴微导管，并对瘤腔进行栓塞。用不同尺寸的弹簧圈进行栓塞，开始是 3 枚 6mm×20cm 的 Azur CX 18 弹簧圈（Terumo 介入系统），接着是 12 枚 7mm×24cm 的 Azur CX 18 弹簧圈，通过 1 根 Direxion 0.021 英寸的微导管放置。还用

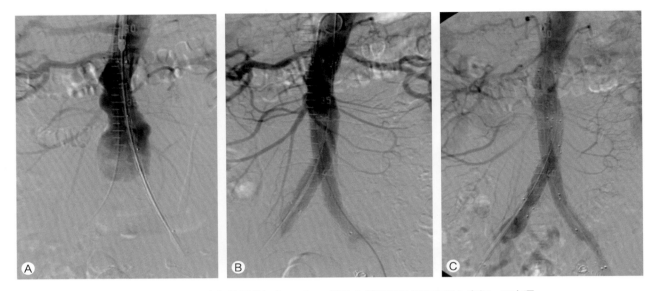

▲ 图 2-57　**A.** 支架放置的细节；**B** 和 **C.** 随访血管造影显示支架置入良好，无内漏

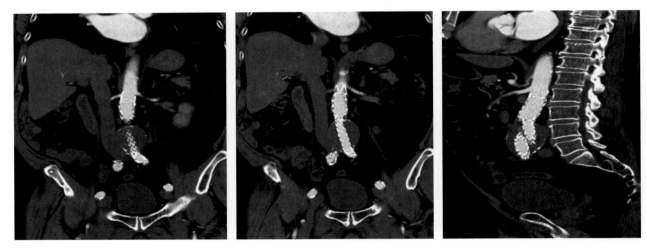

▲ 图 2-58　随访 CT 显示结果令人满意，无内漏

了 9 枚 3mm×14cm 的 Nester 弹簧圈。在图 2-60 和图 2-61 的腹主动脉瘤中段可以看到密集的弹簧圈。

内漏栓塞术后 3 个月随访 CT 显示无内漏。栓塞后总随访时间为 10 个月，在此期间腹主动脉瘤保持稳定，未发生新的内漏（图 2-62）。

【讨论】

主动脉瘤颈退行性变的问题是众所周知的，EVAR 术后，主动脉瘤壁退行性变还会继续。有

几个因素可以加速瘤壁的退行性变，其中最关键的是 EVAR 支架尺寸过大。治疗充满挑战，在当前病例中，简单的栓塞技术可能会有所帮助，可保持一段时间直到主动脉直径进一步扩大。另一种选择是使用开窗的支架延长支，这是一个长期的解决方案。烟囱支架造成超尺寸甚至更大，笔者认为在择期手术病例中它不是一个好的选择。如果支架与主动脉壁之间的距离 ≤ 2mm，则可以使用 EndoAnchor 圆定钉。开窗支架技术和开

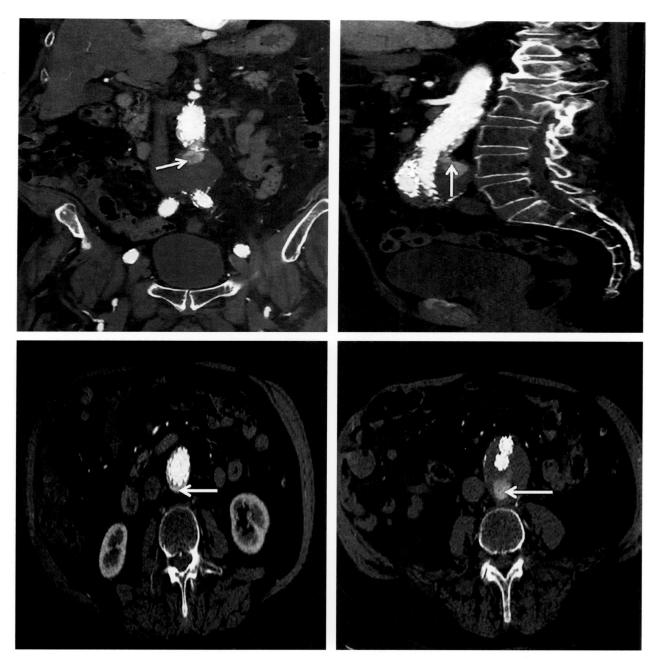

▲ 图 2-59　箭指向新的 Ⅰa 型内漏。注意，由于进一步的主动脉瘤颈退行性变，支架与主动脉壁分离

放式手术是另外的选择。

病例 11

【临床特征和影像分析】

患者男性，67 岁，意外发现直径 67mm 的肾下腹主动脉瘤，拟行 EVAR。CT 显示腹主动脉瘤

颈处无明显附壁血栓，但有中等程度的钙化（图 2-63）。瘤颈长 15mm，成角 63°。双侧髂动脉显影良好，无严重扭曲或狭窄，但有中等程度钙化。肾下段腹主动脉直径约 24mm，略呈圆锥形。需要注意的是，肾动脉以远的 15mm 腹主动脉直径变化达 2mm。髂总动脉直径约 13mm。

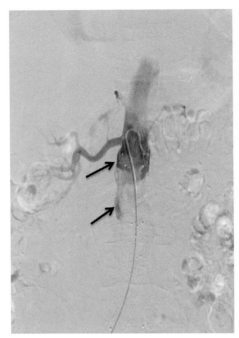 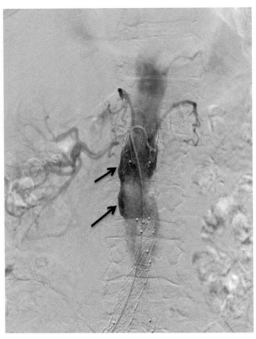

◀ 图 2-60　右侧Ⅰa型内漏（箭）

【EVAR 支架置入方案及手术干预】

选择近端直径为 28mm 的 EndurantⅡ主体支架。选择直径 16mm 分支支架。双侧股动脉均经手术切开显露。

主体和同侧分支支架通过右股动脉入路放置，对侧分支支架通过左股动脉入路放置。主体支架近端锚定于肾动脉下方释放，释放后血管造影显示没有Ⅰ型或Ⅲ型内漏（图 2-64）。肾动脉和髂内动脉均通畅。

【随访 CT 影像】

3 个月后随访 CT 显示Ⅰa型内漏（图 2-65）。计划再次进行手术干预。

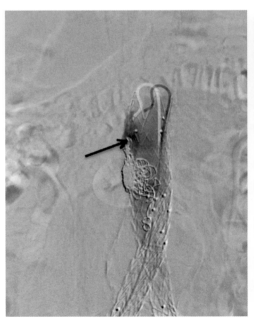 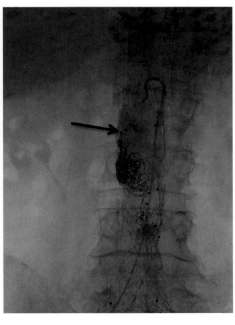

◀ 图 2-61　栓塞操作细节
最终的术后影像显示结果良好，内漏消失；箭指向最后一枚弹簧圈

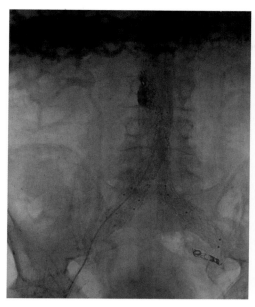 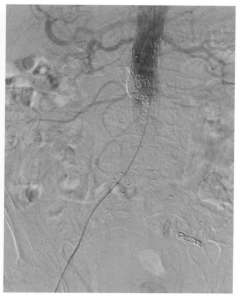

◀ 图 2-61（续） 栓塞操作细节
最终的术后影像显示结果良好，内漏消失；箭指向最后一枚弹簧圈

【二次干预】

此次手术入路选择经皮穿刺右股动脉入路。行腹主动脉造影证实了内漏。在主动脉壁和支架之间放置 5Fr 响尾蛇形导管。在动脉瘤的远端放置了 1 根 0.021 英寸的 Direxion 微导管。微导管在动脉瘤腔内的位置是通过不同角度的透视确定的。微弹簧圈通过微导管输送。使用了 Interlock-18 可解脱的弹簧圈。总共放置了 4 枚微弹簧圈。首先，放置了 2 枚 6mm×10cm 的微弹簧圈。之后又在近端放置了 2 枚 5mm×8cm 的微弹簧圈。最后 1 枚普通弹簧圈放置靠近肾动脉的腹主动脉支架覆膜区近端，弹簧圈大小为

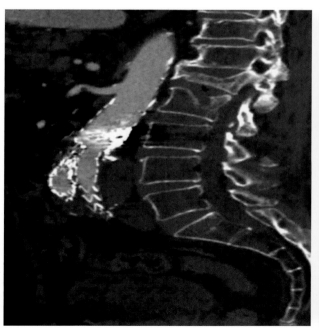 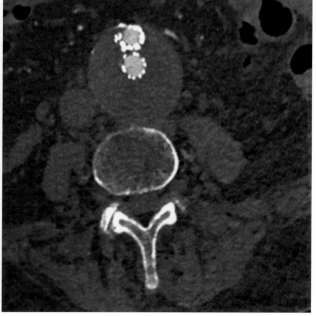

▲ 图 2-62 **3 个月后随访 CT，结果满意，无内漏**

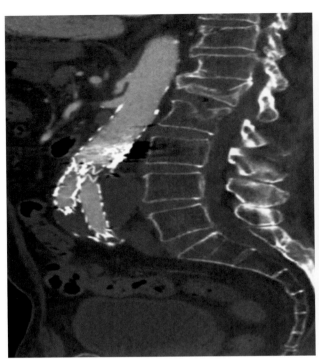 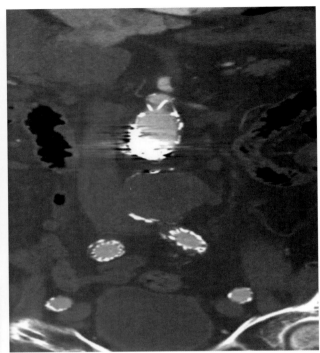

▲ 图 2-62（续）　**3 个月后随访 CT，结果满意，无内漏**

5mm×8cm（图 2-66）。

术后血管造影结果良好，未见内漏。3 个月后和之后每年的随访 CT 均未显示内漏（图 2-67）。腹主动脉直径无明显变化。

【讨论】

本病例提示，由于腹主动脉瘤颈的钙化，会引发支架与主动脉壁之间的贴合不紧密，导致内漏发生。因此，广泛的钙化是 EVAR 支架置入的

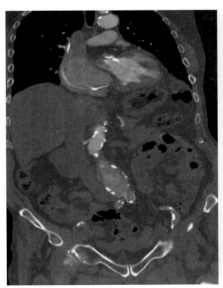 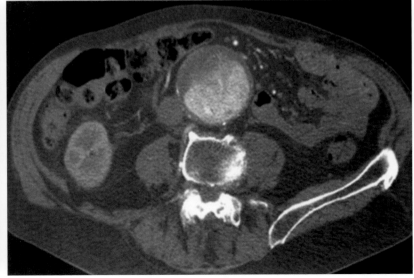

▲ 图 2-63　**肾下腹主动脉瘤，直径 67mm，适合血管腔内治疗**

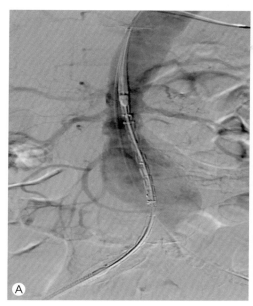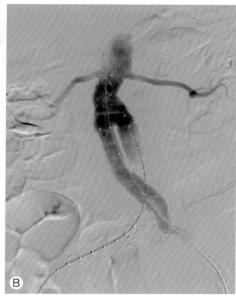

◀ 图 2-64　A. 支架主体释放的细节；B. 支架释放后血管造影显示支架位置良好，无内漏

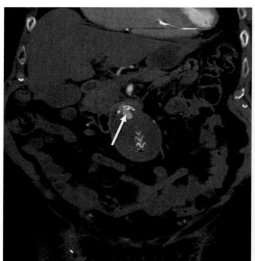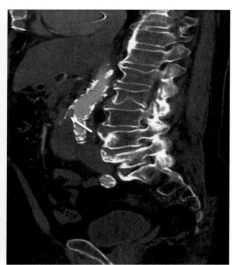

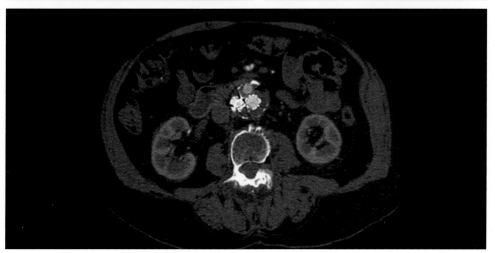

◀ 图 2-65　随访 CT 显示 Ⅰ a 型内漏（箭），腹主动脉瘤大小不变

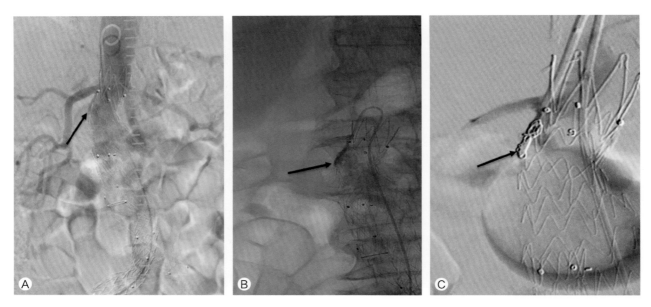

▲ 图 2-66　**A.** 使用猪尾导管血管造影显示Ⅰa型内漏（箭）；**B.** 将 **Sim 1** 导管放置在支架和主动脉壁之间（箭指向内漏）**C.** 微弹簧圈栓塞后复查血管造影，栓塞效果良好

一个问题所在。在临床实践中，确定钙化的程度和预测内漏的发生并不容易。其他因素也可与钙化一起导致内漏的发生，如血栓的存在、成角程度及动脉瘤颈的长度。所有这些因素都需要在做出决定之前进行分析。有几种不同的栓塞材料可

用于治疗Ⅰa型内漏。微弹簧圈是一种安全且非常可控的材料，特别是局部因贴合不紧而引起的内漏，就像此病例的情况一样。此外，也可以使用 Onyx 栓塞剂和其他凝胶类材料。在某些病例中，操作空间可能是具有挑战性的。其他治疗Ⅰa

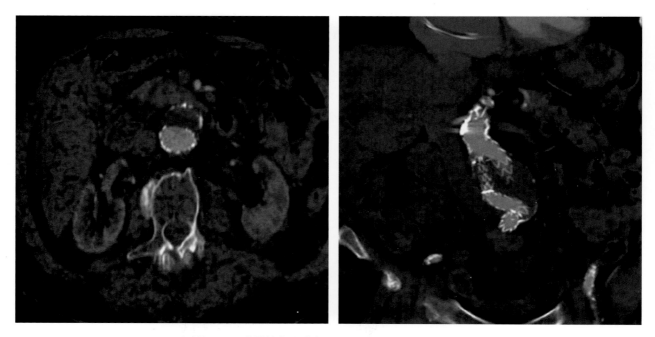

▲ 图 2-67　内漏栓塞后随访 CT 示栓塞效果满意，未见内漏

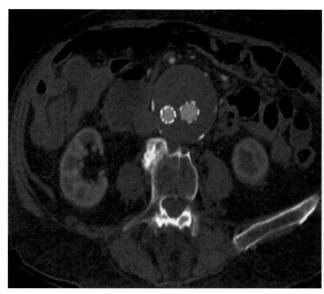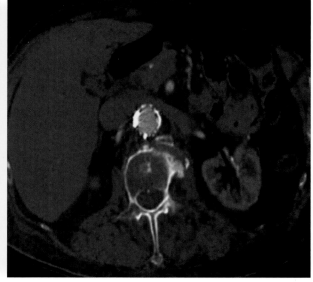

▲ 图 2-67（续）　内漏栓塞后随访 CT 示栓塞效果满意，未见内漏

型内漏的选择有追加置入预开窗的主动脉支架延长支、EndoAnchor，或者在某些病例中也可以考虑使用烟囱支架。

病例 12

【临床特征和影像分析】

患者，79 岁，因腹痛入院，增强 CT 显示腹主动脉瘤最大直径 67mm（图 2-68）。患者主要并发症包括既往心肌梗死、射血分数为 25%。主动脉瘤颈略呈圆锥形，并有少量血栓。主动脉瘤颈直径为 26～28mm。左肾动脉开口位置低，从左肾动脉到动脉瘤的长度为 13mm。右髂总动脉直径 26mm，左髂总动脉直径 13mm。

【EVAR 支架置入方案及手术干预】

由于患者是症状性腹主动脉瘤，并有严重的基础病，决定采用 EVAR，选用 Ovation 主体支架（Endologix，Irvine，CA，USA），左肾动脉采用烟囱支架置入，以获得近端最大的锚定区。手术显露左股动脉，通过该入路送入主体支架。经皮右股动脉穿刺，并预置 ProGlide 缝合器。用微

弹簧圈栓塞右髂内动脉，以延伸远端锚定区至髂外动脉。外周静脉团注 5000U 肝素，每 30 分钟检测一次活化的全血凝固时间（activating clotting time，ACT），并维持 ACT > 250s。经皮穿刺左肱动脉，将 110cm 长的 6Fr Flexor 鞘（Cook Medical）推入左肾动脉，并将 7mm×27mm 烟囱支架（Bentley）推至左肾动脉（图 2-69）。打开直径为 34mm 的 Ovation 主体支架并开始释放聚合物材料。同时释放左肾动脉烟囱支架，使左肾动脉恢复血供。等待 15min，然后同时对聚合物袋主体支架和肾烟囱支架进行球囊扩张。双侧髂动脉分叉支架被顺利释放，右侧直径 13mm，置于髂外动脉。左侧直径为 16mm。最终的血管造影显示 Ⅰa 型内漏（图 2-69）。

【二次干预】

完成 EVAR，确保两侧穿刺部位确切止血，双下肢血供通畅。通过左肱动脉入路，在支架和主动脉壁之间置入 1 根 5Fr 多功能导管（图 2-70）。后通过导管置入 Direxion 0.021 英寸的微导管，并置入了 2 枚可解脱的 Azur CX 18 微弹簧圈，规格

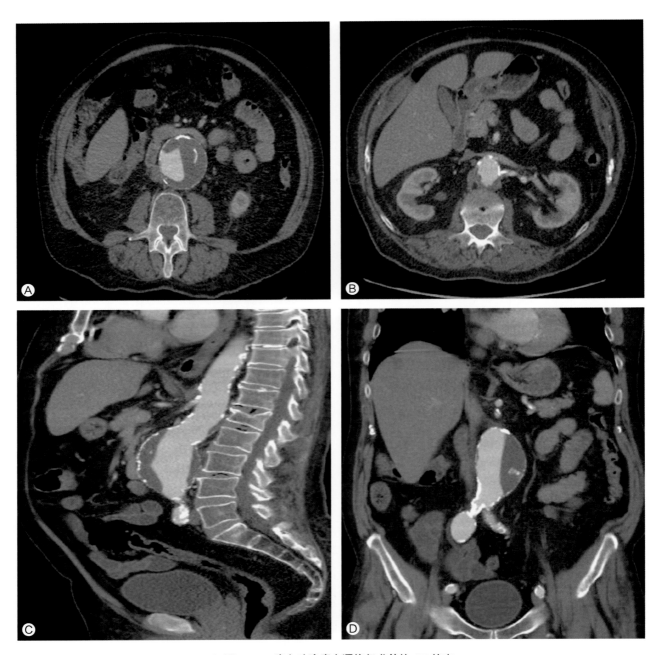

▲ 图 2-68　腹主动脉瘤内漏修复术前的 CT 检查

A. 可见直径 67mm 的腹主动脉瘤；B. 瘤颈略呈圆锥形，有少量血栓；C 和 D. 右髂总动脉同时合并局限性狭窄和动脉瘤形成

为 6mm×20cm。术中未能进一步推进微导管，于第一处栓塞位置再次放置了微弹簧圈（图 2-70）。随访 CT 计划于 1 个月后进行。患者于 2 天后出院，无腹痛症状。

【随访 CT 影像】

1 个月后的随访 CT 显示未见内漏（图 2-71）。

烟囱支架通畅，无症状的腹主动脉瘤直径为 67mm。进一步的随访 CT 计划在术后 1 年进行。

【再次随访 CT 影像】

1 年后的随访 CT 结果令人满意，未见内漏（图 2-72）。腹主动脉瘤大小没有变化，总随访时间为 25 个月。随访期间未发现新发的内漏或动脉瘤体积的增长。

【讨论】

对于瘤颈锚定区较短的腹主动脉瘤,使用 EVAR 进行修复是一项挑战。这增加了Ⅰa 型内漏的风险。本病例属于开放手术高危患者。在 EVAR 后取得令人满意的结果,但术后要在长期的随访期间关注支架的耐久性。烟囱支架置入延长了 EVAR 手术时间,多达 13% 的病例存

在"间隙"内漏。大多数情况下这种内漏是在一个或最多两个烟囱支架置入的情况下发生的。预开窗支架技术是耐用性更高的另一种选择。

病例 13

【临床特征和影像分析】

患者男性,68 岁,腹主动脉瘤体直径为 50mm、左髂总动脉瘤体直径 45mm、右髂总动脉

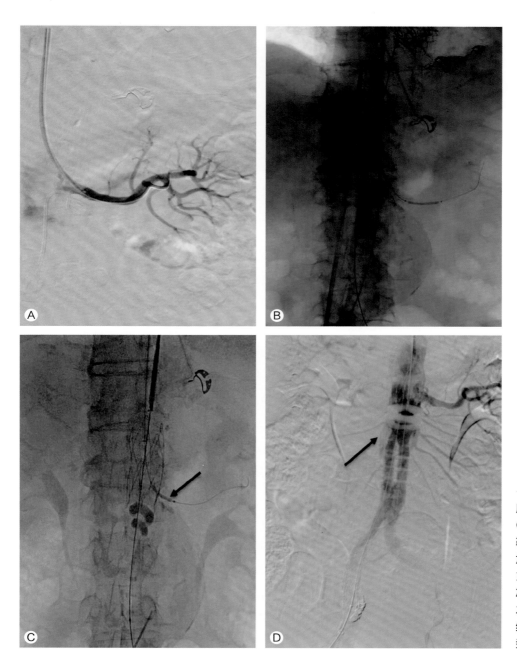

◀ 图 2-69 **A.** 在左肾动脉中放置 1 根加硬导丝(**Rosen** 导丝),以推进 **6Fr** 鞘和烟囱支架;**B** 和 **C.** 释放覆膜血管支架(**Ovation** 支架)的细节并开始填充凝胶聚合物;**C.** 球囊扩张左侧烟囱支架(箭);**D.** 最终的术后血管造影显示Ⅰa 型内漏(箭)

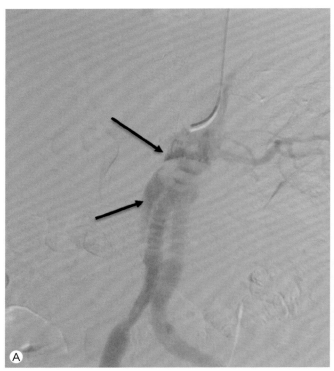 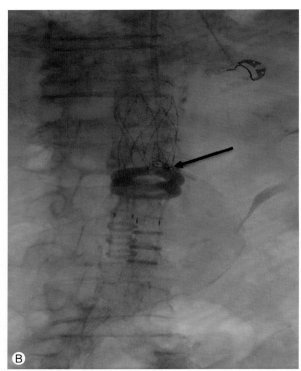

▲ 图 2-70　A. 在覆膜血管支架（Ovation 支架）和主动脉壁之间的诊断性导管造影（箭指向Ⅰa型内漏）；B. 微弹簧圈栓塞后的术后血管造影（箭）

瘤体直径 26mm（图 2-73），拟进行 EVAR 治疗。

【EVAR 支架置入方案及手术干预】

切开显露双侧股动脉，给予 5000U 肝素。经左侧引入 Zenith 髂支动脉覆膜支架（ZBIS）（Cook Medical）。通过 12Fr 鞘将 1 枚 LifeStream 10mm×38mm 桥接支架（Bard Peripheral Vascular，Tempe，AZ，USA）输送并释放入左髂内动脉。右髂内动脉用微弹簧圈栓塞。最后通过右股动脉推入腹主动脉分叉支架主体，两侧释放（图 2-74）。术后血管造影显示髂内支架处可能存在Ⅰb型内漏（图 2-75）。计划在 EVAR 后 3 个月时进行随访 CT 检查。

【随访 CT 影像】

3 个月时的随访 CT 显示左侧有Ⅰb型内漏。考虑是髂内分支支架的直径选择太小的缘故。释放在髂内动脉的桥接支架直径过小。计划是通过左肱动脉入路推进 1 枚额外的支架，并将新支架释放在一个髂内动脉分区。

【二次干预】

在局部麻醉下，经皮穿刺左肱动脉入路，用 125cm 长的 5Fr Berenstein 形导管将 0.035 英寸的导丝导入左侧的髂动脉支架。通过诊断性导管将 260mm 的 0.035 英寸 Amplatzer 支撑导丝推入到髂内动脉。再交换置入 90cm 长的 Destination 7Fr 多功能鞘。引入 10mm×57mm 的 Bentley 支架，在左髂内动脉分叉处释放，最终的血管造影显示结果良好，未发现内漏（图 2-76）。左髂内动脉远心端无闭塞。

【再次随访 CT 影像】

3 个月后的随访 CT 显示支架良好，左侧并未发现Ⅰb型内漏。桥接支架通畅，患者也没有臀性跛行或其他症状。总随访时间为 35 个月，并未发现内漏或动脉瘤直径变化（图 2-77）。

【讨论】

髂动脉分支支架比较先进，使得在主动脉 –

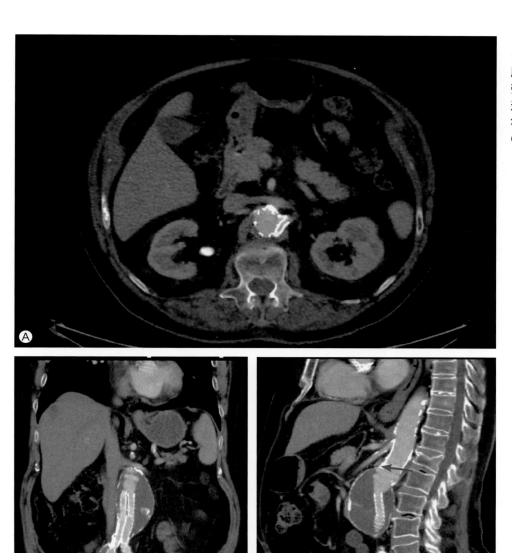

髂动脉瘤的病例中可以保留一侧或两侧髂内动脉。为了达到良好的效果，根据不同的血管解剖条件，使用上还是有一定的限制。其中一个限制是髂内动脉的扩张或动脉瘤，如该病例。第一个桥接支架的直径为 10mm（与髂内动脉的直径相同），这并不能达到支架与血管壁贴合良好的目标。二次支架被释放在髂内动脉的分叉处，取得了良好的效果并保留了髂内动脉主干及分支。这种介入方法相对简单，一般经肱动脉通路。在特定情况下，可以通过新型导引导管使支架通过股动脉通路引入。

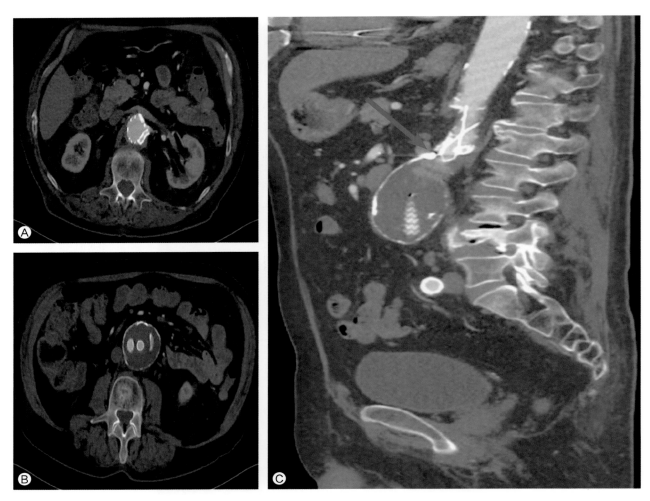

▲ 图 2-72　1 年后的随访 CT，结果令人满意，无内漏；矢状位重建 CT 上的箭指向放置在支架覆盖部分的第一个 10mm 部位和第一个聚合物袋之间的微线圈

病例 14

【临床特征和影像分析】

患者男性，68 岁，患左肾上叶肿瘤，偶然发现直径 56mm 的腹主动脉瘤，计划接受泌尿外科切除术和主动脉人工血管置换联合手术（图 2-78）。

【EVAR 支架置入方案及手术干预】

主动脉手术 10 个月后，患者主诉腹痛，且动脉瘤处有压痛。CT 显示人工血管外可见一个巨大动脉瘤和部分对比剂外溢（图 2-79）。在轴位 CT 上（图 2-80）可见人工血管的远端轻微"塌陷"和模糊的对比剂渗漏。该患者所有感染指标均在正常范围内，无人工血管感染迹象，故不考虑感染性假性动脉瘤为内漏的原因（图 2-80）。

为明确内漏位置决定行超声增强扫描（图 2-81），结果显示远端吻合口处明显对比剂渗漏。

因患者在动脉瘤触诊时感到疼痛，计划次日行 EVAR 治疗。经皮穿刺双侧股动脉建立通路并预置 ProGlide 缝合器。从右侧引入 Ovation iX 分叉支架并定位在肾动脉下方，经左侧接入髂支支架，术中无并发症发生。患者于 EVAR 术后 2 天出院，术后未出现腹痛（图 2-82 和图 2-83）。

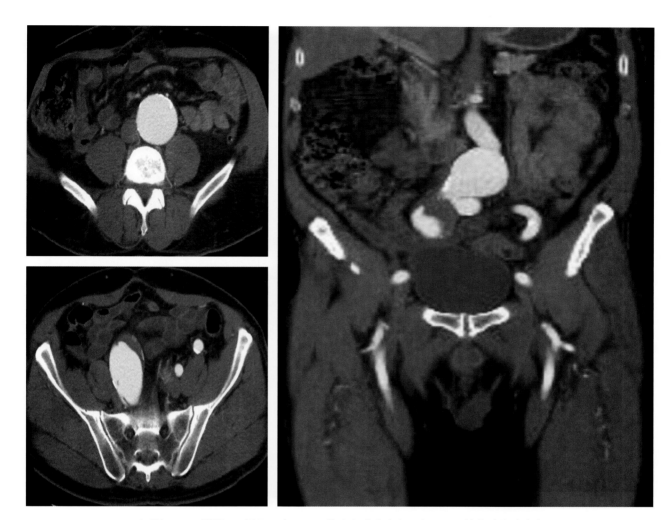

▲ 图 2-73　增强 CT 显示一个 50mm 的腹主动脉瘤和一个 45mm 的左髂总动脉瘤

【随访 CT 影像】

3 个月随访 CT 结果良好，未见内漏（图 2-83）。与外科术后 CT 相比腹主动脉瘤腔完全血栓化。患者随访超声扫描（图 2-84）和随后的随访 CT 未发生不良事件。总的随访时间为 23 个月。

【讨论】

吻合口失败后的 EVAR 是极佳的治疗选择，代表了最终的治疗。应排除感染性假性动脉瘤和感染引起的吻合口漏。感染性假性动脉瘤的血管内治疗是可能的，但此时通常作为开放手术前的过渡策略。

病例 15

【临床特征和影像分析】

患者，74 岁，腹主动脉瘤（60mm）合并双侧髂总动脉瘤（右侧 70mm，左侧 28mm）（图 2-85），拟行 EVAR 手术并使用双侧髂动脉分支支架来保留双侧髂内动脉。右髂内动脉与髂总动脉成角且近端有动脉瘤。

【EVAR 支架置入方案及手术干预】

术中切开显露双侧股动脉，左侧置入 ZBIS 12mm×45mm×41mm 髂动脉分支支架（图 2-86），右侧置入 ZBIS 16mm×61mm×41mm 髂动脉分支

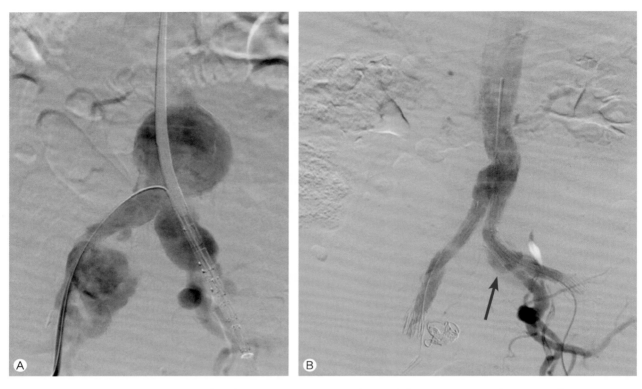

▲ 图 2-74　A. 通过左股动脉通路导入髂动脉分支支架，通过右股动脉通路推进 12Fr 鞘；B. 支架释放后的血管影像显示左侧髂内支架和髂内动脉之间的 Ⅰ b 型内漏（箭）

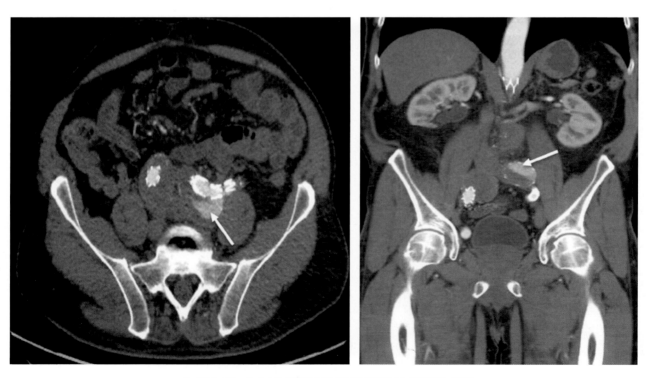

▲ 图 2-75　3 个月后随访 CT 显示左侧有 Ⅰ b 型内漏（箭）

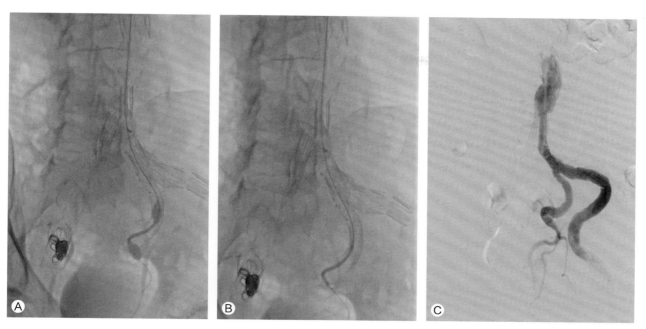

▲ 图 2-76　支架二次置入的细节
A. 支架的推进；B. 支架的部分释放；C. 最终的术后影像显示结果令人满意，没有内漏

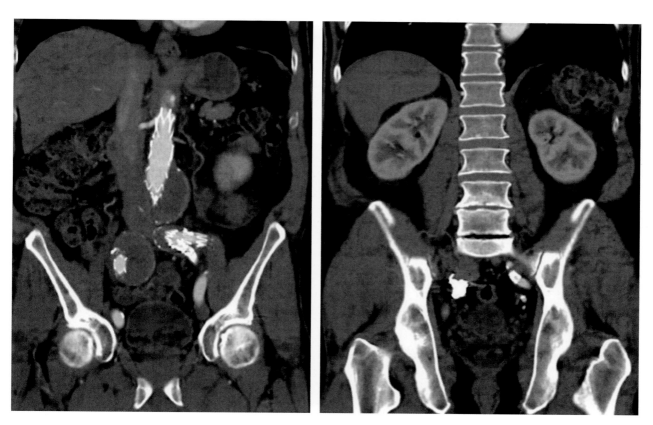

▲ 图 2-77　随访增强 CT 显示效果满意，无内漏

支架（图 2-87）。右髂内动脉桥接 10mm×39mm Advanta V 12/iCAST 球囊扩张覆膜支架（Maquet，Getinge Group，Mijdrecht，Netherlands），左髂内动脉桥接 10mm×59mm 支架。最后置入 1 枚 Zenith 32～108mm 主体支架及双侧直径为 16mm 的"髂腿"分支支架。术后血管造影显示右侧 Ⅰb 型内漏（图 2-88）。

【随访 CT 影像】

在 EVAR 术中给予患者 7000U 肝素，维持 ACT > 250s，1 个月后随访 CT 结果显示右侧 Ⅰb

型内漏（图 2-89），左侧未见 Ⅰa 型或 Ⅰb 型内漏，双侧髂内动脉支架通畅。

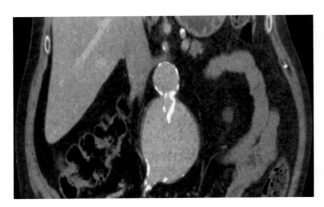

▲ 图 2-78　术前 CT 显示 56mm 腹主动脉瘤

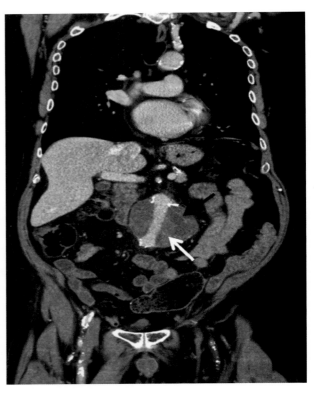

▲ 图 2-79　CT 显示主动脉直筒支架术后动脉瘤腔内对比剂外溢（箭）

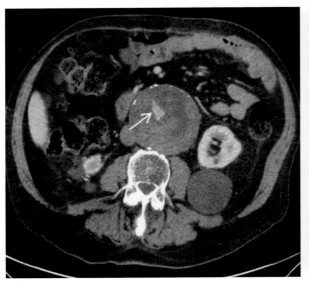

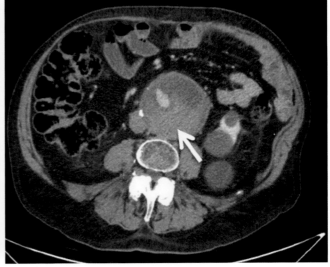

▲ 图 2-80　轴位 CT 可见人工血管远端吻合处"塌陷"（细箭）及对比剂渗漏（粗箭）

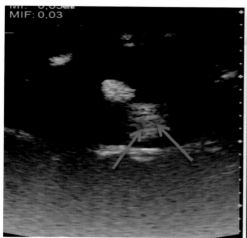
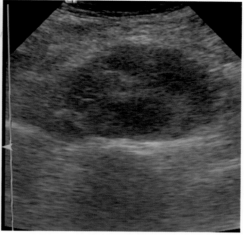

◀ 图 2-81　超声增强扫描显示远端吻合口对比剂渗漏（箭）

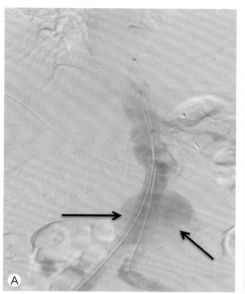
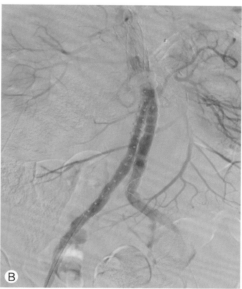

◀ 图 2-82　A. Ovation 支架置入术前的血管造影，见显著内漏（箭）；B. 支架置入术后的血管造影，显示结果良好，无内漏

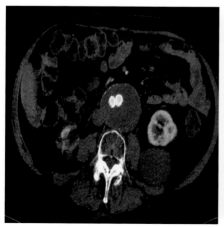
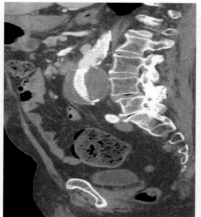
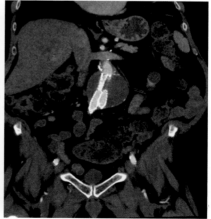

▲ 图 2-83　二次干预后的 3 个月，随访 CT 未见内漏

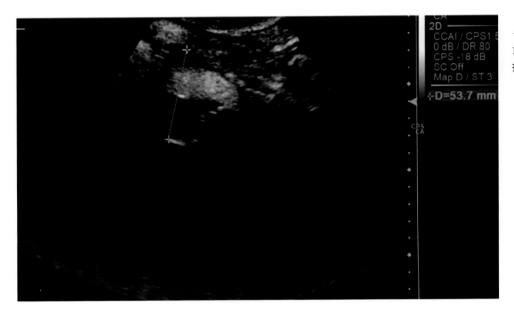

◀ 图 2-84　二次干预后 12 个月，随访超声增强扫描未见内漏

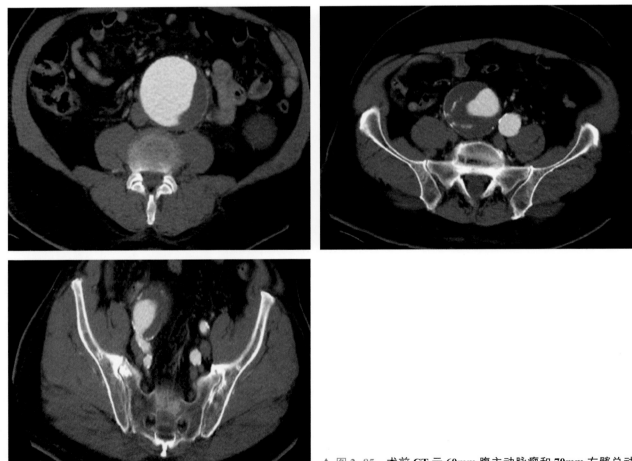

▲ 图 2-85　术前 CT 示 60mm 腹主动脉瘤和 70mm 右髂总动脉瘤

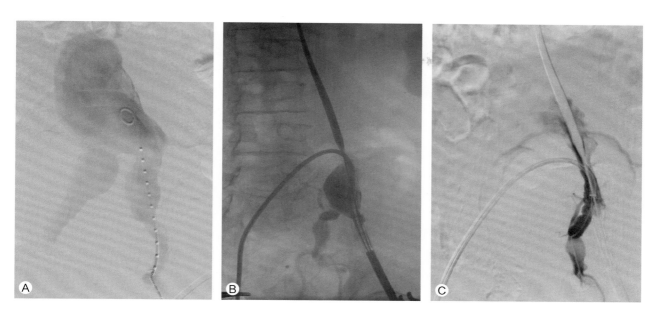

▲ 图 2-86　左髂动脉分支支架释放的细节
A. 髂总动脉的长度至少要达到 49mm；B. 髂动脉分支支架部分打开；C. 将对侧的 12Fr 鞘推入髂内动脉

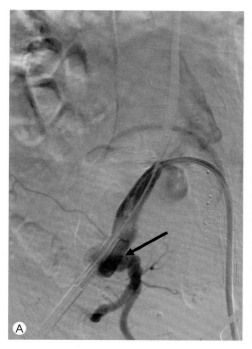
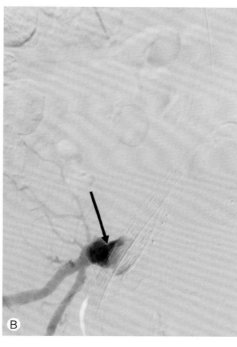

◀ 图 2-87　右髂动脉分支支架释放的细节
A 和 B. 髂内动脉成角导致桥接支架的置入出现问题（箭）

【二次干预】

患者于局部麻醉下接受二次手术，于左上肢建立通路，将 5Fr Berenstein 形导管推进右侧髂支架中。将 Direxion 0.021 英寸的微导管进一步推入髂内动脉，使用 Nester 微弹簧圈（15

枚 10mm×14cm） 和 Concerto 微弹簧圈（2 枚 14mm×30cm 和 2 枚 16mm×40cm） 进行栓塞。最后，将 8mm 的 Amplatzer Ⅳ 血管塞置于髂内支架中（图 2-90）。最终的术后影像显示无内漏发生。左肱动脉压迫止血无任何并发症发生，患者当日

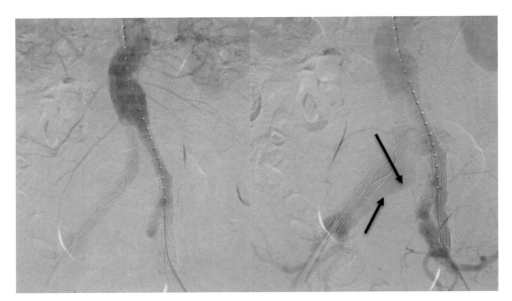

◀ 图 2-88　最终的术后血管造影显示右侧 I b 型内漏（箭），左侧无内漏

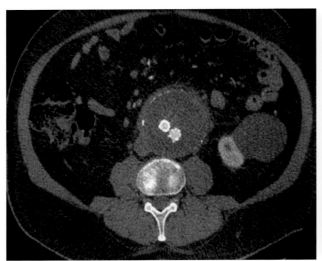 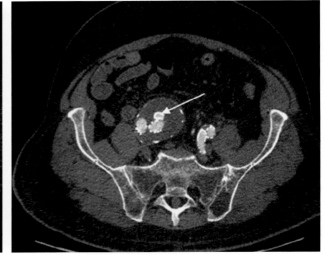

▲ 图 2-89　增强 CT 显示右侧 I b 型内漏（箭）

出院，计划在 3 个月后再行 CT 随访。

【随访 CT 影像】

栓塞术后 3 个月的随访 CT 显示右髂总动脉瘤直径无变化，无内漏出现（图 2-91）。无其他类型内漏出现，腹主动脉瘤无变化。下一次 CT 定于 1 年后。CT 复查结果显示右髂总动脉瘤直径缩小至 51mm（图 2-92），未发现新的内漏。随访 54 个月，无内漏发生。

【讨论】

髂内动脉扩张或动脉瘤形成明显不利于髂动脉分支支架的置入，更好的选择是在髂内动脉中桥接分支支架。应保留至少一侧髂内动脉，对于年轻的患者则尽量保留双侧髂内动脉。本病例中右髂内动脉成角是保留它的一个难点，应该首先对右髂内动脉进行栓塞，并保留左髂内动脉，可减少放射照射时间和对比剂使用，并且避免二次干预。

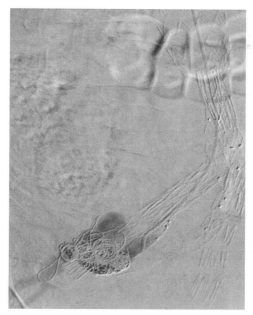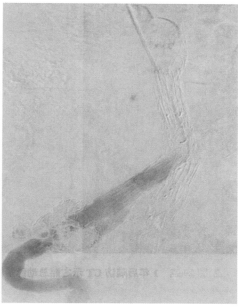

◀ 图 2-90　二次干预的细节

使用微弹簧圈和 Amplatzer 血管塞栓塞

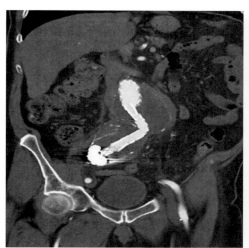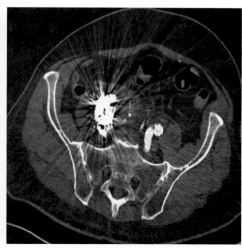

◀ 图 2-91　右髂内动脉栓塞术后 3 个月的随访 CT，结果令人满意，无内漏发生

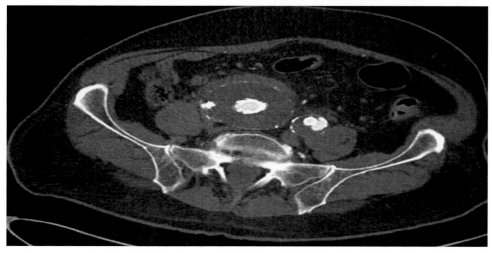

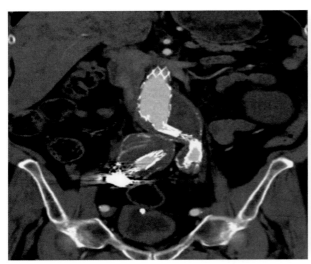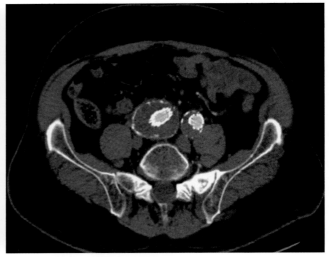

▲ 图 2-92　1 年后随访 CT 示右髂总动脉瘤缩小，无新发内漏

病例 16

【临床特征和影像分析】

患者男性，77 岁，症状型腹主动脉瘤，瘤体最大直径 56mm（图 2-93），怀疑有真菌感染，被送进医院。腹主动脉瘤体直径在 2 周内增大将近 3cm。有明显的呼吸系统并发症，无法耐受全身麻醉。手术时间过长，患者肾功能有严重受损可能。PET-CT 提示为感染性腹主动脉瘤（图 2-93）。

【EVAR 支架置入方案及手术干预】

患者左肾动脉低于右肾动脉，使用烟囱支架以保留右肾动脉同时覆盖左肾动脉。经右股动脉入路，预置 2 枚 ProGlide 缝合器。经皮穿刺获得左肱动脉入路，将 6Fr 长鞘推入右肾动脉。将 1 枚 6mm×28mm Bentley 支架推入右肾动脉。先置入 1 枚直径为 23mm 的 Endurant 主动脉直筒支架，然后在第一枚支架近端连接另一枚直径为 28mm 的主动脉直筒支架（图 2-94）。术后血管造影提示Ⅰa 型内漏（图 2-95）。

【二次干预】

同时扩张右肾动脉烟囱支架和主动脉直筒支架，随后的术后影像显示内漏较前明显减少（图 2-96）。术者决定接受内漏存在，并在没有任何并发症的情况下完成了干预。术中给予 3000U 肝素。患者接受抗生素和抗血小板药治疗。

【术后随访 CT 影像】

患者病情稳定，术后 5d 转至当地医院，继续给予抗生素治疗。术后 1 个月患者无不适症状，复查增强 CT 提示少量Ⅰa 型内漏，瘤体直径无增加（图 2-97）。下次随访增强 CT 定于术后 1 年。结果提示瘤体明显缩小，无内漏（图 2-98）。同时，支架周围未见明显活动性感染征象，实验室检查也未提示感染。3 个月后停用抗生素治疗。

【讨论】

真菌感染性腹主动脉瘤的急性血管内治疗通常是临时解决方案，但在某些病例中可获得较好的远期效果。烟囱支架处理腹主动脉瘤出现Ⅰ型内漏的发生率较大，散在的内漏多数可自行消失。

病例 17

【临床特征和影像分析】

患者男性，72 岁，2008 年因腹主动脉瘤（直径 55mm）而使用 Talent 支架（Medtronic Vascular）

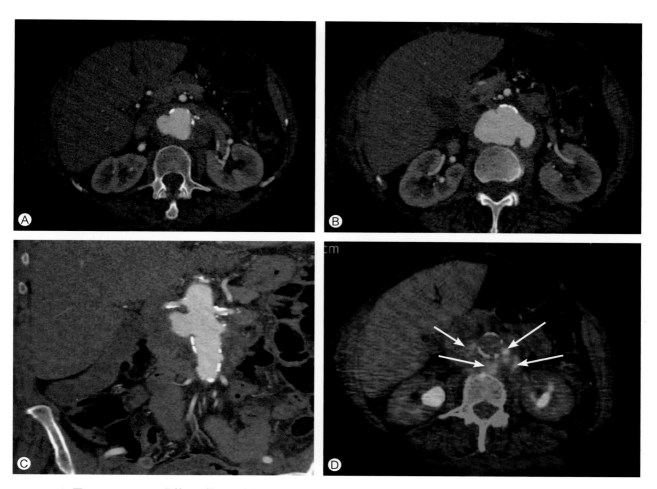

▲ 图 2-93　**A 至 C.** 术前 **CT** 提示一直径约 **56mm** 的真菌感染性腹主动脉瘤；**D. PET-CT** 提示炎症征象（箭）

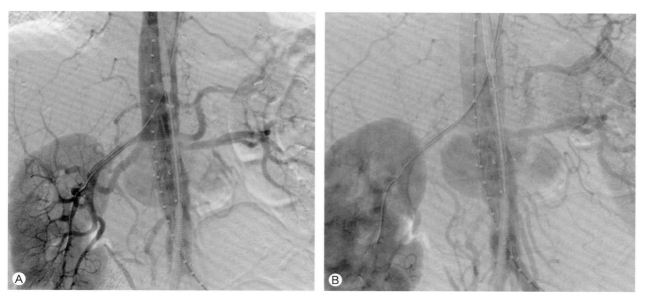

▲ 图 2-94　支架置入细节
A 和 B. 置入第一枚直径 23mm 的主动脉直筒支架

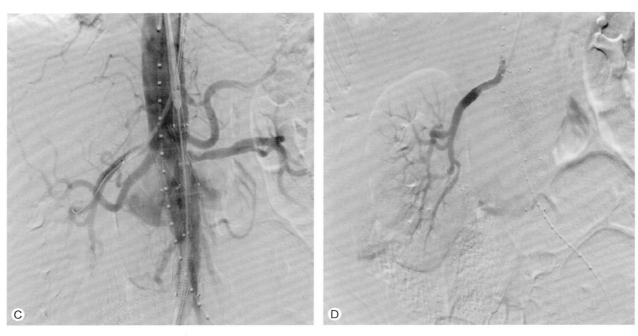

▲ 图 2-94（续） 支架置入细节
C 和 D. 随后置入第二枚直径为 28mm 的主动脉直筒支架及右肾动脉烟囱支架

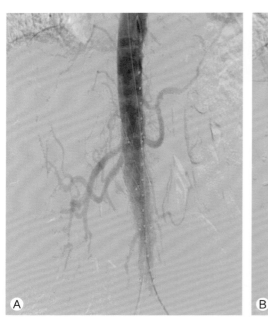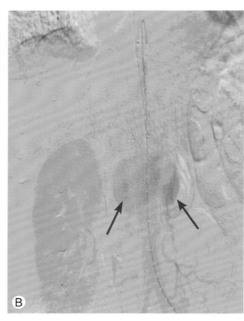

◀ 图 2-95 A. 术后血管造影提示烟囱支架内血流通畅；B. 血管造影显示一个大的 Ⅰa 型内漏（箭）

进行 EVAR 手术（图 2-99）。随访 CT 形式随访至 2016 年，发现腹主动脉瘤的大小未发生变化，且无内漏发生，但主动脉的瘤颈发生了退行性变（图 2-100）。而 2017 年的随访 CT 发现腹主动脉瘤增大至 65mm 并发生了 Ⅰa 型内漏（图 2-101）。

【EVAR 支架置入方案及手术干预】

置入直径 24mm、长度 155mm 的 Talent 分叉支架。两条髂支的直径为 12mm。支架置入后复查造影，无明显内漏。随访 CT，直到 2017 年均未显示任何内漏发生。

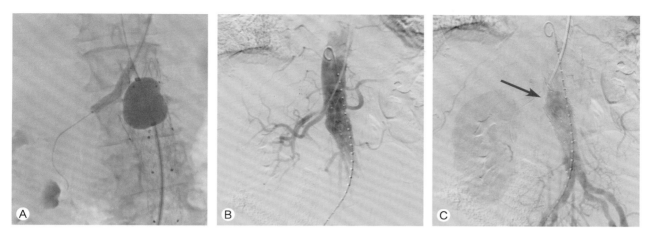

▲ 图 2-96　**A.** 同时扩张主动脉直筒支架和烟囱支架；**B 和 C.** 最终的扩张后影像显示散在 Ⅰa 型内漏，其在延迟期血管造影中明显减少（**C**，箭）

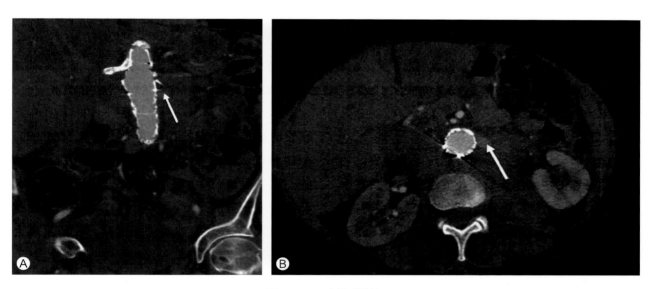

▲ 图 2-97　**1 个月后随访 CT**
A 和 B. 烟囱支架内血流通畅（A），少量 Ⅰa 型内漏（箭），瘤体直径无变化

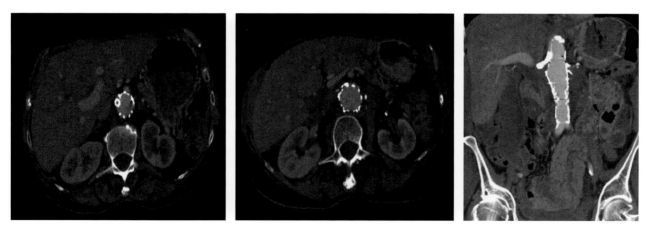

▲ 图 2-98　术后 1 年随访增强 CT 提示真菌性动脉瘤体明显缩小，无内漏，肾动脉的烟囱支架内血流通畅

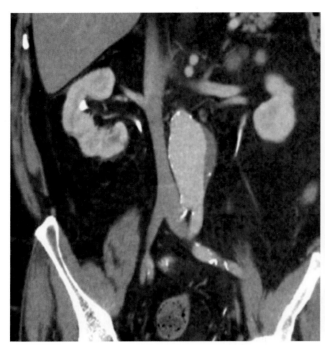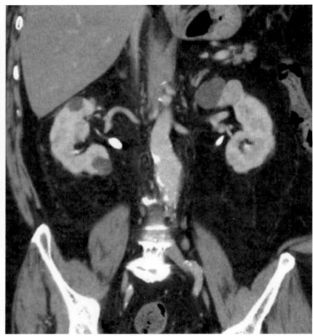

▲ 图 2-99　腹主动脉瘤腔内修复术前的 CT 图像显示腹主动脉瘤直径为 55mm，解剖结构适合进行腔内修复术

【二次干预】

该患者无任何症状。由于锚定区的丢失，决定使用开窗的主动脉支架延长支进行腔内二次手术。定制双肾动脉和肠系膜上动脉的三开窗支架。外科显露左右股动脉。给予 5000U 肝素，通过

右股动脉推入开窗的主体支架（Cook Medical）。ACT 超过 250s。将 1 根 20Fr 鞘管推入到左股动脉，将 2 根 6Fr 和 1 根 7Fr Flexor 鞘管推入到肾动脉和肠系膜上动脉（图 2-102）。在左右肾动脉分别置入了 6mm 的球囊扩张支架，在肠系膜上

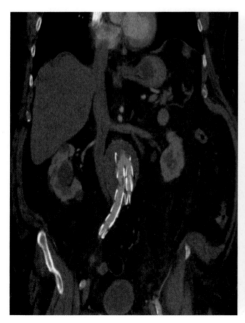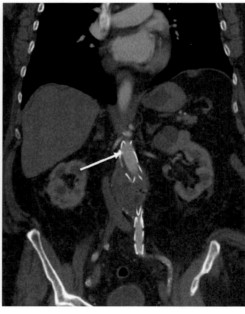

◀ 图 2-100　2016 年的随访增强 CT 显示腹主动脉瘤的大小未发生变化，无内漏；箭指示动脉瘤颈发生退行性变

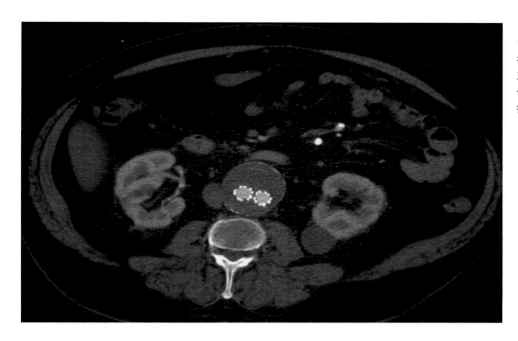

◀图 2-100（续）　**2016
年的随访增强 CT 显示腹
主动脉瘤的大小未发生变
化，无内漏；箭指示动脉
瘤颈发生退行性变**

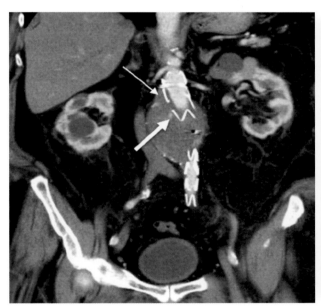 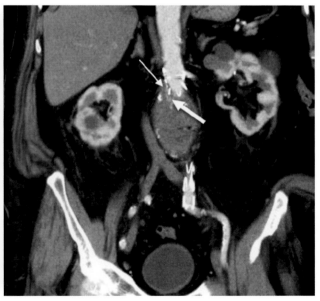

▲ 图 2-101　**2017 年的随访增强 CT 显示术后 9 年发生Ⅰa 型内漏（粗箭），原因是动脉瘤颈扩张和锚定区消失（细箭），腹主
动脉瘤直径增大至 65mm**

动脉置入了 8mm 的球囊扩张支架（Advanta Vl2/
iCAST）。根据说明对所有支架进行后扩张。最终
的术后血管造影显示开窗的主动脉支架延长支和
通畅的内脏动脉支架均被良好释放（图 2-103）。
未发生出血事件。患者术后 3 天出院。

【随访 CT 影像】

术后 3 个月随访 CT 显示无内漏，腹主动脉
瘤大小无变化（65mm）（图 2-104）。所有内脏动
脉支架均通畅，无狭窄。总随访期为 26 个月，未
发生任何并发症。

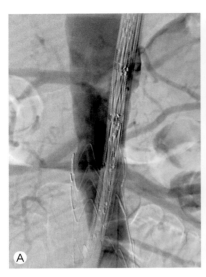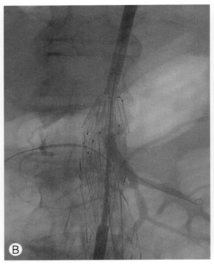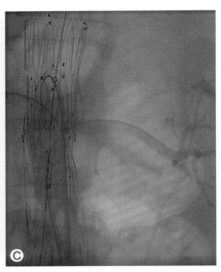

▲ 图 2-102　开窗的主动脉支架延长支释放的细节
A. 推入开窗的主动脉支架延长支；B. 推入右肾动脉和肠系膜上动脉支架；C. 推入左肾动脉支架

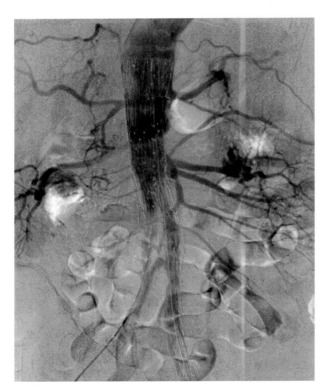

▲ 图 2-103　最终的术后血管造影显示开窗的主动脉支架延长支及通畅的内脏动脉支架均被良好释放，无内漏

【讨论】

动脉瘤颈的退行性变是一个公认的问题。在长期随访中发现退行性变通常发生在开放手术和

EVAR 之后。持久的治疗选择是开放性手术和释放开窗支架。开窗支架是一种先进技术，首先需要术者拥有丰富的经验以避免并发症。在设计和定制支架时，需要使用高分辨率影像 CT 和分析软件对解剖结构的细节进行精确分析。其次还应关注患者的肾功能，它决定了治疗期间允许使用的对比剂量。而在急诊病例中，可选择性使用烟囱覆膜支架。此外，本病例强调了终身随访的重要性。

病例 18

【临床特征和影像分析】

患者男性，67 岁，意外发现腹主动脉瘤，入院行 EVAR。术前 CT（图 2-105）显示瘤腔最大直径为 68mm，瘤颈夹角为 80°。

【EVAR 支架置入方案及手术干预】

患者肾动脉下方的主动脉直径为 24mm，主动脉瘤颈中心线长度为 18mm。髂动脉状况良好，无狭窄或动脉瘤，直径 13mm。由于瘤颈成角过大，决定使用 Aorfix 支架隔绝动脉瘤。给予 5000U 肝素。显露双侧股动脉。支架主体通过右股动脉推入（图 2-106）。在这种类型支架的"鱼口"部分

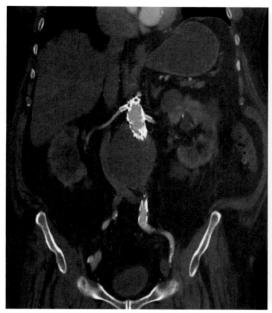
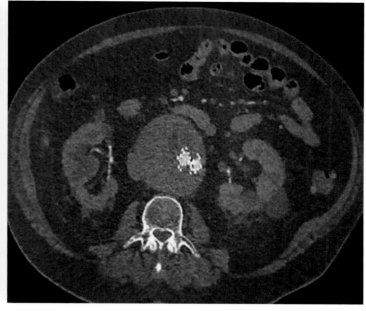

▲ 图 2-104　随访增强 CT 显示开窗的主动脉支架延长支及通畅的内脏动脉支架均被良好释放且无内漏

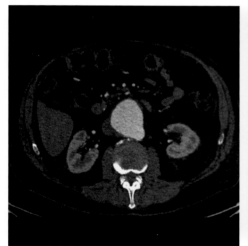
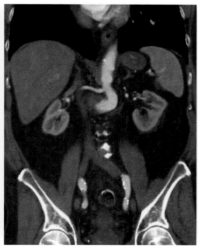
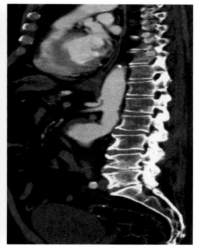

▲ 图 2-105　增强 CT 显示腹主动脉瘤直径为 68mm，瘤颈夹角为 80°

释放和打开过程中获得了多张血管造影图。需要特别注意的是：支架释放过程中，保持对肾动脉和肠系膜上动脉的关注是至关重要的。通常情况下，应确保适当的角度，以显露最大长度的瘤颈。此角度可见左肾动脉的准确走行。从左股动脉推入直径 16mm 的髂支，最终的血管造影显示存在Ⅰa 型内漏。用一个可以通过 12Fr 鞘（Medtronic

Vascular）的 Reliant 主动脉球囊对主动脉颈支架进行球囊扩张。扩张后血管造影结果满意，即使在延迟期血管造影中也未见明显内漏（图 2-107）。

【随访 CT 影像】

3 个月后随访 CT 显示无内漏。腹主动脉瘤腔未见明显变化。肾动脉和髂内动脉均通畅（图 2-108）。EVAR 术后 12 个月和 24 个月的随访

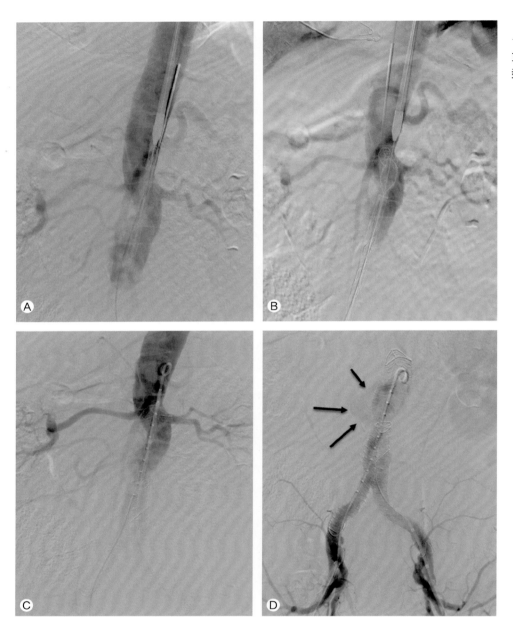

◀ 图 2-106　A 至 C. Aorfix 支架的释放；D. 箭指向 I a 型内漏

CT 显示：瘤腔缩小到 52mm，随后继续缩小到 48mm。随访期内未发现明显内漏（图 2-109）。

【讨论】

　　不同类型的支架可用于治疗高度成角的腹主动脉瘤。此病例使用了 Aorfix 支架，在简单的球囊扩张成形术后，内漏被封堵。主动脉瘤颈最小的中心线长度是 15mm，这一点非常重要。如果治疗不成功，球囊扩张成形术是治疗 I a 型内漏的第一步；另一种选择则是，如果到肾动脉开口还有足够的长度可以使用裸金属支架，置入主动脉支架延长支，或使用预开窗的主动脉支架延长支。也可以使用主动脉支架延长支和烟囱支架。对某些局部内漏的病例，栓塞也可以解决问题。

病例 19

【临床特征和影像分析】

　　患者男性，67 岁，因腹主动脉瘤破裂急诊入院，瘤体直径为 80mm。因患者右肾有一条副肾

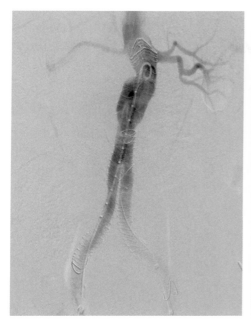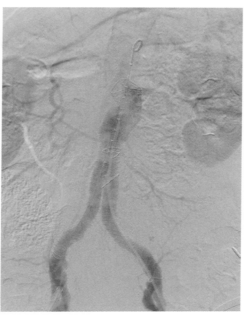

◀ 图 2-107　球囊扩张后 CT 未见明显内漏，这些图像来自早期和延迟期血管造影，均没有发现内漏

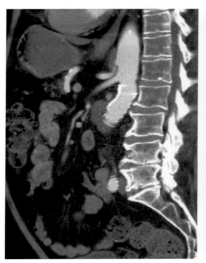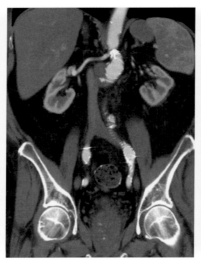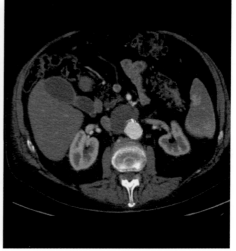

▲ 图 2-108　12 个月时随访 CT 显示无内漏，腹主动脉瘤的大小缩小到 52mm

动脉起自右髂总动脉，为充分保留肾脏血供，拟行开放手术代替 EVAR（图 2-110）。手术顺利，术后 15d 患者出院。术中重建副肾动脉。术后 7 个月，患者因腹痛再次入院。随访 CT 显示近端吻合口假性动脉瘤形成，腹主动脉直径增大（图 2-111），患者无任何感染表现且所有感染相关指标均在正常范围内。患者计划于入院次日急诊行 EVAR 手术，主动脉直筒支架置入。

【EVAR 支架置入方案及手术干预】

外科显露右股动脉，经右股动脉置入 1 枚直径为 28mm 的主动脉支架延长支（Medtronic Vascular），术后血管造影可见支架近端Ⅰa 型内漏，再次置入相同直径主动脉支架延长支，最终的术后血管造影显示未见明显内漏（图 2-112）。术后患者腹痛症状消失，3 天后出院。

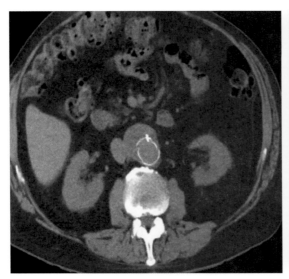
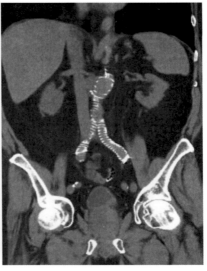

◀ 图 2-109　**24 个月时无增强随访 CT 显示腹主动脉瘤进一步缩小**

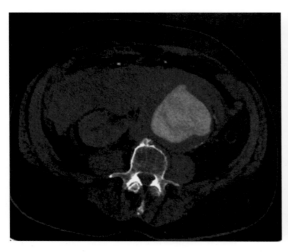
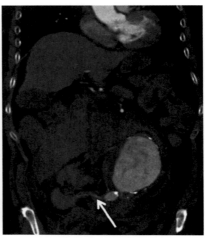

◀ 图 2-110　**急诊 CT 显示破裂的 80mm 腹主动脉瘤，右肾动脉扭曲，副肾动脉从右髂总动脉发出（箭）**

【随访 CT 影像】

术后 3 个月的随访 CT 显示腹主动脉直径未增大，无内漏（图 2-113）。第二次干预术后约 5 个月，患者再次因腹痛入院，随访 CT 显示远端吻合口漏（图 2-114），并于入院第 2 天行外科手术进行修复。

【讨论】

吻合口出现问题并非主动脉术后常见并发症，通常情况下，感染是吻合口假性动脉瘤形成的主要原因，在某些情况下主动脉退行性改变也可导致假性动脉瘤，就本病例而言，问题出在手术技巧方面。如果肾动脉下方有足够锚定区的情况下使用主动脉支架延长支行腔内隔绝术相对容易。另一种选择是在紧急情况下使用开窗的主动脉支架延长支或置入烟囱支架，术后早期偶尔也会出现内漏，就像该病例，通常在术后几年随着缝合材料的退化而出现。在真菌导致的吻合口假性动脉瘤或腹主动脉瘤十二指肠瘘的情况下，血管腔内治疗通常是一种紧急的临时解决方案，特别是在主动脉发生破裂的病例中，在确定手术修复之前应先完成自体静脉血管重建术或解剖外旁路移植术。

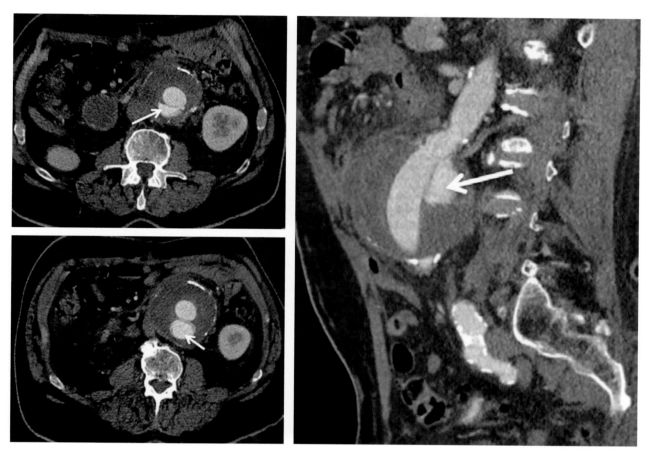

▲ 图 2-111　术后患者因腹痛再次入院，CT 显示吻合口漏（箭）

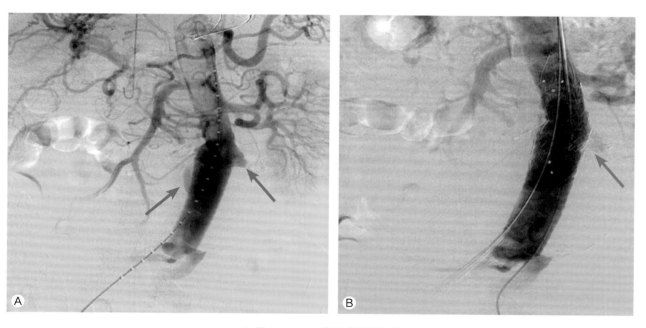

▲ 图 2-112　二次手术干预细节
A. 近端吻合口漏（箭）；B. 放置首个主动脉支架延长支后，出现内漏（箭）

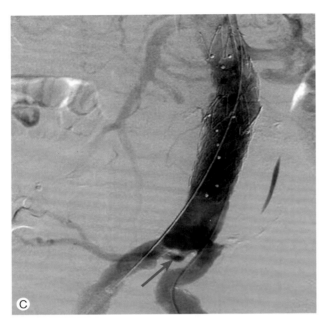

▲ 图 2-112（续）　二次手术干预细节

C. 再次置入主动脉支架延长支后，最终的术后血管造影未见内漏（箭指示重建的右肾副肾动脉）

病例 20

【临床特征和影像分析】

患者男性，72 岁，体检偶然发现腹主动脉瘤，计划行 EVAR 手术。患者伴有严重的心脏并发症。术前 CT 结果（图 2-115）显示腹主动脉瘤直径为 68mm，适合行 EVAR。近端瘤颈长 15mm，直径为 27mm，无明显钙化或者血栓形成。右髂总动脉呈圆锥形，直径为 18mm，左髂动脉直径为 13mm。

【EVAR 支架置入方案及手术干预】

外科显露双侧股动脉，释放了 1 枚 Endurant Ⅱ 分叉支架，其近端主体直径为 32mm，右侧远端为直径 20mm 的喇叭形髂支。左侧髂支释放的支架直径为 16mm，长度为 124mm。最终的血管造影显示支架释放位置良好，无内漏发生（图 2-116）。

【随访 CT 影像】

术后 3 个月随访 CT 结果显示腹主动脉瘤直径为 64mm，无内漏发生（图 2-117）。术后 3 年随访 CT 结果显示腹主动脉瘤直径缩小为 61mm，无内漏发生。此后患者每隔一年在当地医院用彩超进行复查（图 2-118），EVAR 术后 8 年患者因腹主动脉瘤破裂再次入院（图 2-119）。

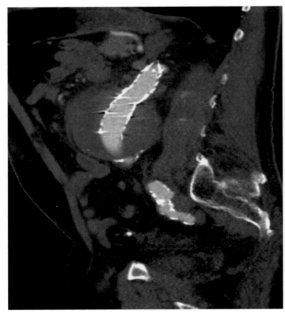
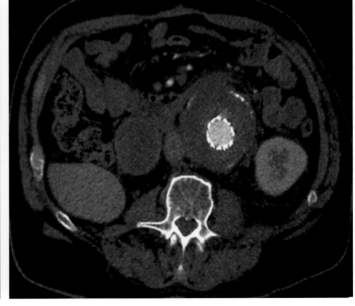

▲ 图 2-113　3 个月时随访 CT 显示无内漏

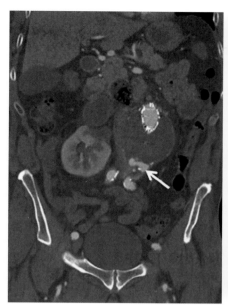
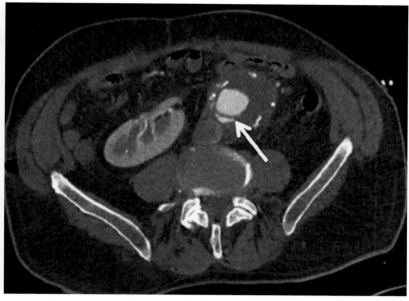

▲ 图 2-114　腹痛复发后急诊行随访 CT 显示远端吻合口漏（箭），由于右肾存在副肾动脉，远端吻合口漏选择通过外科手术进行了修复

【二次干预】

局部麻醉下行急诊手术。经皮穿刺右股动脉并预留 ProGlide 缝合器。最初释放直径 20mm 支架延长右侧髂支，但仍存在Ⅰb 型内漏；因此，栓塞右髂内动脉，并释放另一枚直径为 13mm 的髂支，支架覆盖髂内动脉开口达髂外动脉，支架释放位置良好（图 2-120）。在支架释放之前，给予患者静脉注射 3000U 肝素。术后患者凝血功能无异常并于术后 4 天出院。

修复后数天随访 CT 结果显示支架位置释放

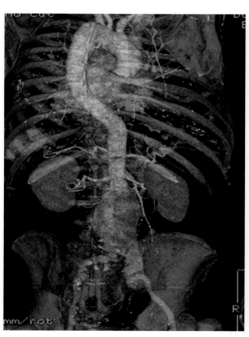
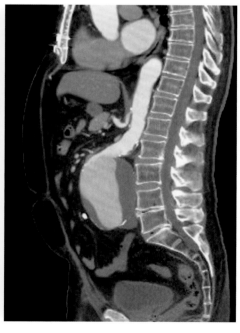

◀ 图 2-115　CT 显示腹主动脉瘤直径为 68mm，适合行腔内动脉瘤修复术

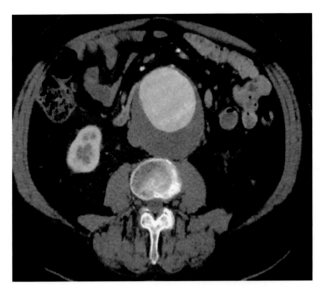

▲ 图 2-115（续） **CT 显示腹主动脉瘤直径为 68mm，适合行腔内动脉瘤修复术**

良好且无内漏情况发生。动脉瘤腔中有气泡出现但并没有发现感染征象（图 2-121），考虑是由于近期的 EVAR 干预导致，术后 19 个月复查未发生内漏或其他问题（图 2-122）。

【讨论】

喇叭形髂动脉支架相对于标准直径的髂动脉支架，Ⅰb 型内漏的发生率更高。因此，终身随访是至关重要的。内漏通常发生在术后随访一段时间之后。内漏治疗包括髂支延长，主动脉－单侧髂动脉支架取出并转流旁路移植术。最后，开放手术同样也是一种选择。

病例 21

【临床特征和影像分析】

患者男性，67 岁，偶然发现直径 60mm 腹主动脉瘤，拟行 EVAR 手术。术前 CT 示（图 2-123）主动脉瘤颈长 20mm，瘤体远端到主髂动脉分叉处长度为 16mm。肾动脉下方的主动脉直径为 27mm，分叉处上方的主动脉直径为 23mm。

【EVAR 支架置入方案及手术干预】

局部麻醉下经皮穿刺双侧股动脉，双侧股动脉分别预置 1 枚 ProGlide 缝合器，静脉团注 5000U 肝素。首先，经 Lunderquist 0.035 英寸的超硬导丝推入 1 枚 28mm×70mm 主动脉直筒支架，放置在主动脉分叉处远端。

之后，在第一枚支架上方、肾动脉下方放置第二枚主动脉直筒支架，大小为 32mm×70mm，

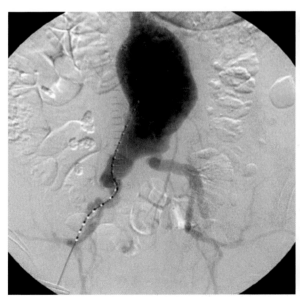

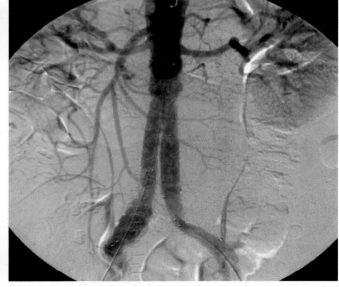

▲ 图 2-116 **EVAR 细节，最终的血管造影显示支架移植物释放良好，无明显内漏发生**

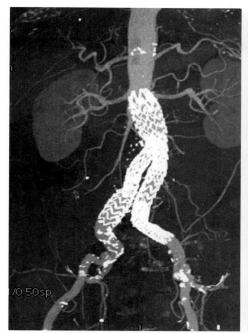
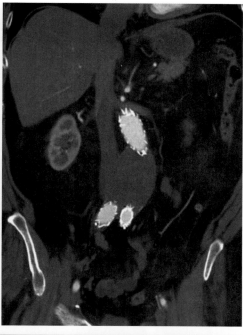
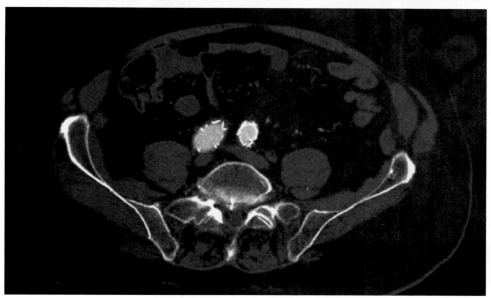

◀ 图 2-117　3 个月时随访 CT 显示支架释放良好且无内漏发生，腹主动脉瘤大小未发生变化

术中结果令人满意（图 2-124）。穿刺点止血可，患者术后当天出院。

【随访 CT 影像】

3 个月后的随访 CT 显示没有内漏，但远端支架向近端移位，且支架远端距离动脉瘤下端只有数毫米，日后发生内漏的可能性极大（图 2-125）。计划在未来几周内对患者进行二次干预。

【二次干预】

全麻后，外科显露右股动脉，左股动脉经皮穿刺，放置 1 枚 ProGlide 缝合器。给予 5000U 肝素后，经右股动脉引入 1 枚主体直径 28mm、长 70mm 的 Zenith LP 分叉支架，精准定位后释放。支架右侧分支足够长，因此仅在左侧引入了 1 枚直径为 16mm 的短支架（图 2-126）。术

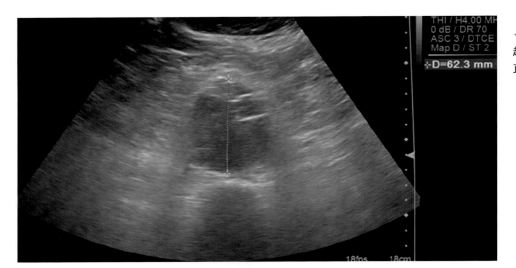

◀ 图 2-118　5 年时随访
超声扫描显示腹主动脉瘤
直径为 62mm

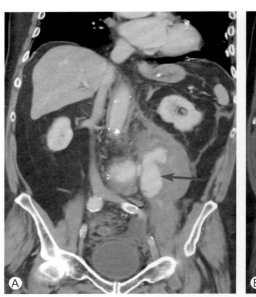
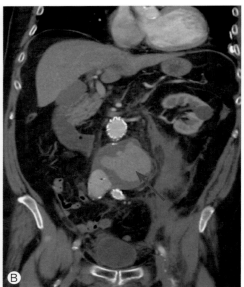

◀ 图 2-119　A 和 B. 腔内
修复术后 8 年，发生右侧
髂支 I b 型内漏导致腹主
动脉瘤破裂（箭）；C. 右侧
髂支向近端移动，瘤腔未
完全隔绝（箭）

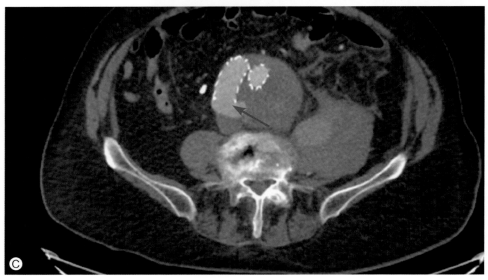

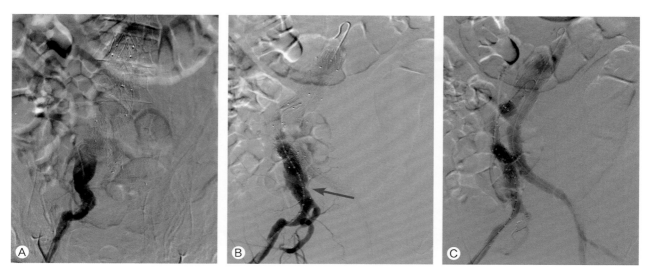

▲ 图 2-120　**A.** 急诊经皮穿刺右股动脉；**B.** 释放直径为 **20mm** 支架延伸髂支，仍存在Ⅰb 型内漏（箭）；**C.** 栓塞右髂内动脉，髂腿支延伸至右髂外动脉，支架释放结果良好，无内漏发生

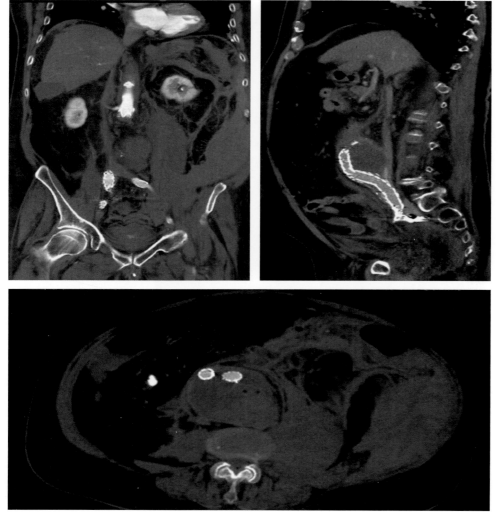

◀ 图 2-121　术后 2 天随访 CT 示结果令人满意，无内漏发生

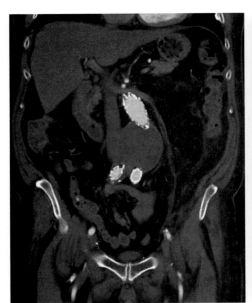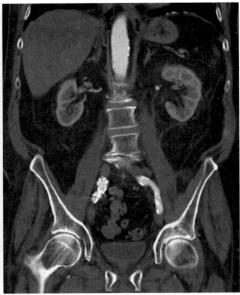

◀ 图 2-122 术后约 2 年时，随访 CT 显示腹主动脉瘤大小稳定且无新的内漏发生

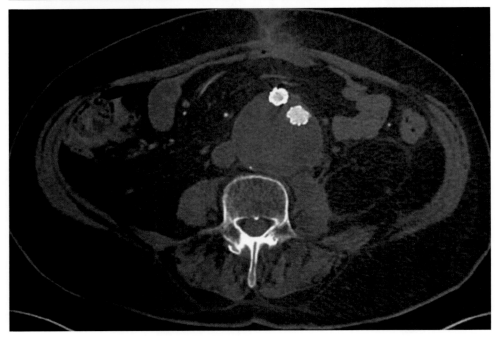

后无并发症发生，患者在 2 天后出院（图 2-127 和图 2-128）。

【讨论】

主动脉支架置入术治疗动脉瘤是非常简便的，但是有可能发生 I b 型内漏。当近端和远端锚定区直径不同的情况下尤其容易发生，如在此病例中，先放置较小直径的支架，然后再推入较大直径的支架。由于有可能发生移位及内漏，笔者很少这样做。定期随访对于发现这些问题并及时处理是至关重要的。

病例 22

【临床特征和影像分析】

患者 81 岁，CT 示腹主动脉瘤，直径为

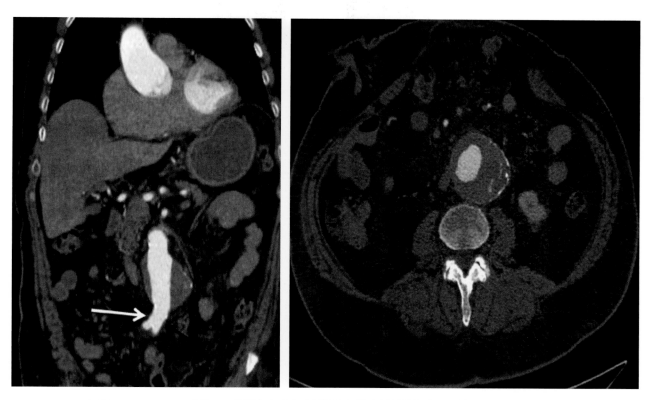

▲ 图 2-123　**EVAR 术前 CT 显示腹主动脉瘤近端和远端有足够的锚定区（箭所指是远端锚定区）**

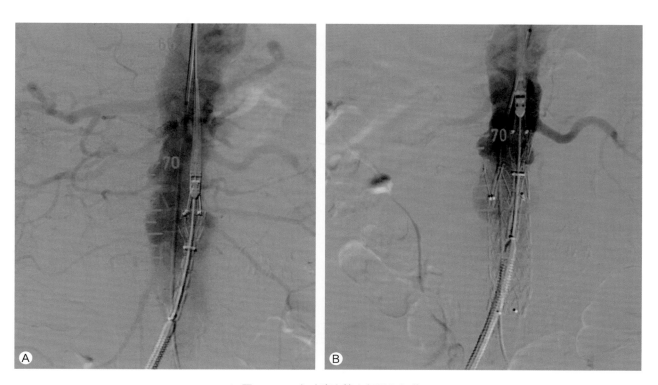

▲ 图 2-124　**主动脉直筒支架置入细节**
A 和 B. 第一枚主动脉直筒支架放置在远端

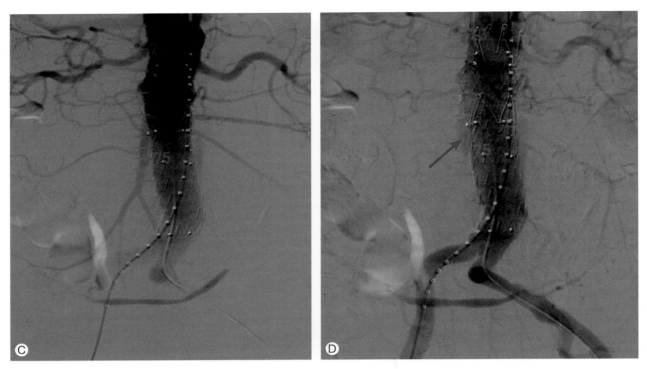

▲ 图 2-124（续） 主动脉直筒支架置入细节

C. 第二枚主动脉直筒支架放置在肾动脉下方；D. 术后血管造影显示主动脉支架置入良好，内漏为 II 型（箭）

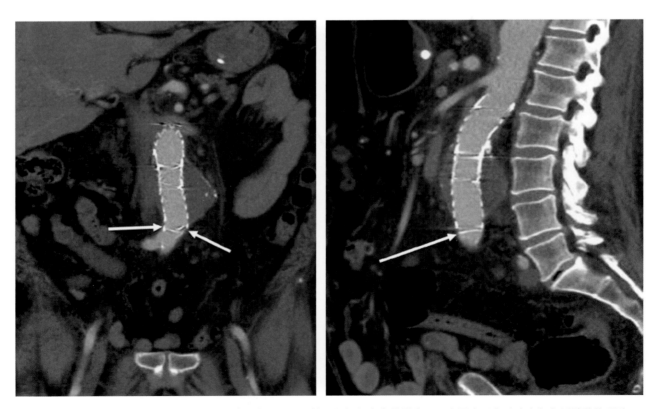

▲ 图 2-125 随访 CT 显示无内漏，但远端锚定区不足（箭指向仅数毫米的锚定区，这是由于主动脉支架向近端移位所致）

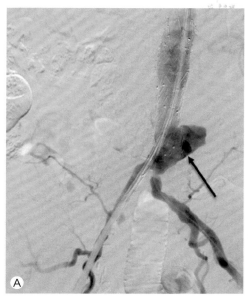

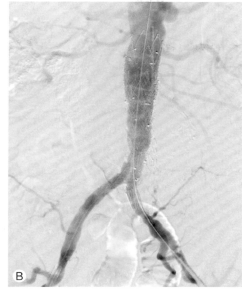

◀ 图 2-126　二次干预的细节

A. 主动脉分叉支架的推入（箭指向显示非常清楚的新发的Ⅰb型内漏，自上次 CT 仅过去数周）；B. 分叉支架置入后血管造影显示手术效果良好，无内漏

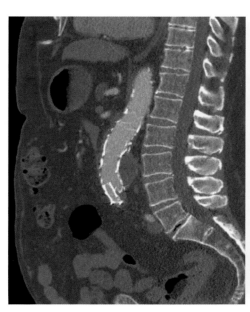

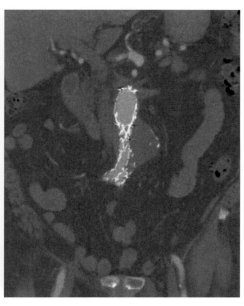

◀ 图 2-127　3 个月时的随访 CT 显示腹主动脉瘤大小没有变化，也无内漏

64mm。确认该患者具有 EVAR 的适应证后，拟择期行 EVAR 手术治疗（图 2-129）。

【EVAR 支架置入方案及手术干预】

该患者动脉瘤颈长 45mm，肾下主动脉直径 22mm，无夹角及血栓形成。置入直径为 25mm 的 Excluder 分叉支架，两分支支架直径为 16mm。支架置入术顺利完成，术后血管造影腰动脉出现Ⅱ型内漏（图 2-130），未发现Ⅰ型或Ⅲ型内漏。

术后第 2 天，患者出院。

【随访 CT 影像】

术后 3 个月随访增强 CT 显示无明显内漏，腹主动脉瘤直径缩小至 60mm（图 2-131）。1 年后的下一次随访 CT 显示腹主动脉瘤直径无明显变化。EVAR 术后 2 年，腹主动脉瘤直径增大到 66mm，随访超声扫描显示Ⅰa型内漏可能性大（图 2-132）。

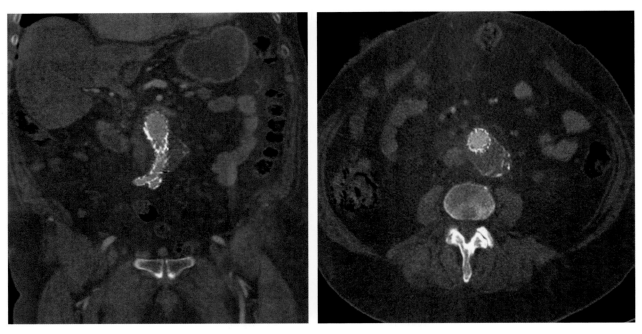

▲ 图 2-128　二次干预术后 1 年的随访 CT 显示腹主动脉瘤缩小至 48mm，无明显内漏

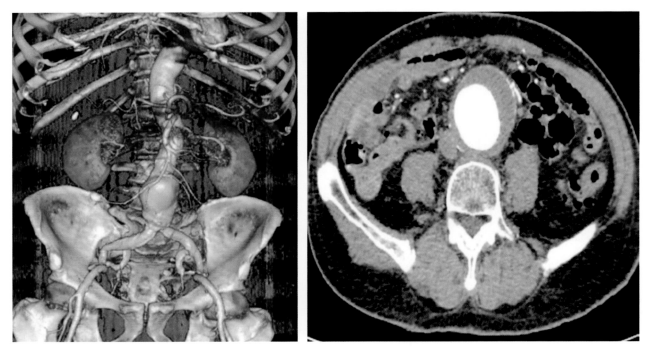

▲ 图 2-129　腹主动脉瘤，直径 64mm，适合行 EVAR 手术

【二次干预】

局部麻醉下经皮穿刺右股动脉。在支架和腹主动脉壁之间引入 1 根诊断性的 5Fr Sim 1 导管。

经导管造影显示为 I a 型内漏（图 2-133）。将与 Onyx 兼容的 1 根 Direxion 0.021 英寸的微导管同轴推入腹主动脉瘤腔中。微导管用二甲亚砜

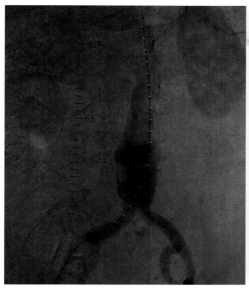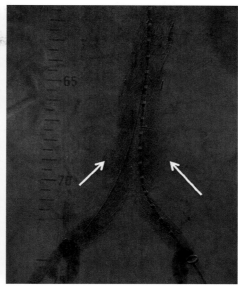

◀ 图 2-130 支架置入细节，在造影上显示腰动脉有 II 型内漏（箭），但没有 I 型或 III 型内漏

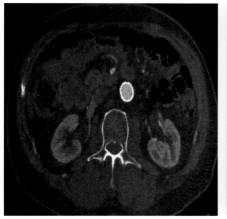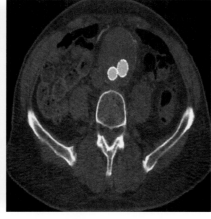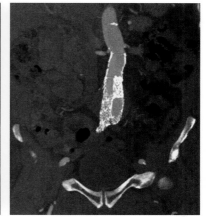

▲ 图 2-131　术后 3 个月时的随访 CT 显示腹主动脉瘤体积缩小，无明显内漏

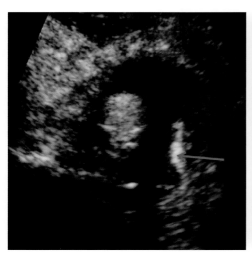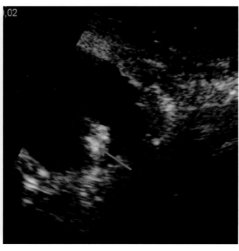

◀ 图 2-132　腔内修复术后 2 年超声增强扫描显示直径增大的 66mm 腹主动脉瘤，可能有 I a 型内漏（箭）

冲洗后,向瘤腔内注射 Onyx 34 栓塞剂进行栓塞。共注射了 6ml 的 Onyx 34 栓塞剂,术后血管造影显示 I a 型内漏闭合。栓塞过程中未发生并发症。患者术后当天出院。

【随访 CT 影像】

Onyx 组织胶栓塞术后 4 年,腹主动脉瘤的直径稳定在 60mm。在栓塞术后的第 5 年,增强 CT

提示 II 型内漏可能,腹主动脉瘤的直径增加到 66mm（图 2-134）。

再次行手术干预。经股动脉入路血管造影显示存在髂腰动脉相关 II 型内漏。在双侧髂内动脉引入 5Fr Sim 1 导管,经造影确诊 II 型内漏,后将 1 根 0.021 英寸的 Direxion 微导管引入腹主动脉瘤腔内,并用多枚微弹簧圈栓塞内漏（图 2-135）。

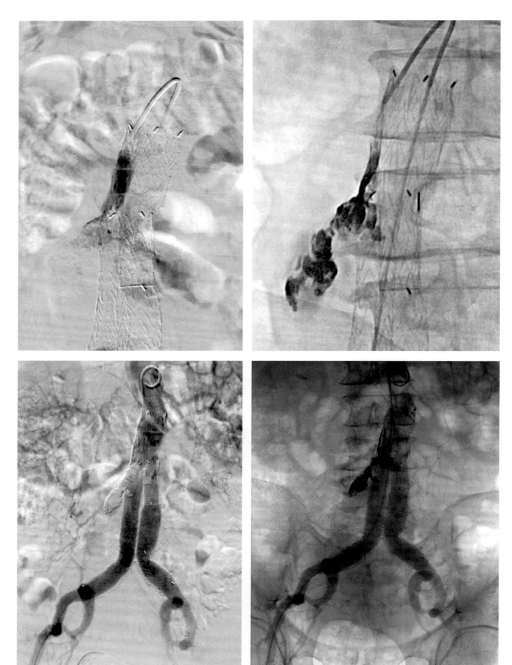

◀ 图 2-133　用 Onyx 34 栓塞剂行 I a 型内漏栓塞术的细节,共使用了 6ml 的 Onyx 34 栓塞剂

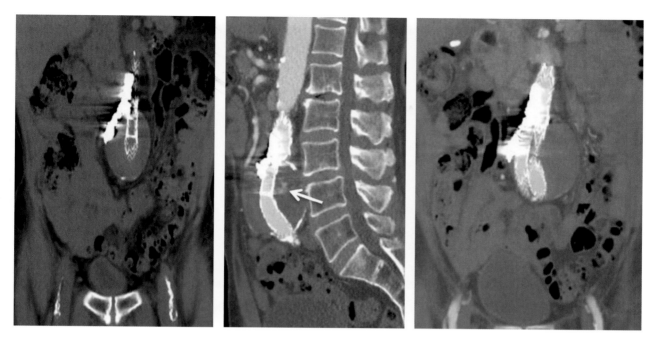

▲ 图 2-134　栓塞术 5 年后随访 CT 显示Ⅰa 型内漏，腹主动脉瘤直径增大至 66mm，存在腰动脉相关Ⅱ型内漏（箭）

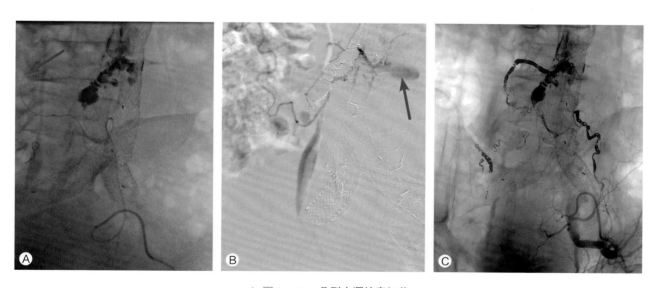

▲ 图 2-135　Ⅱ型内漏栓塞细节

A. 通过左髂腰动脉将微导管推入腹主动脉瘤腔内（箭）；B. 血管造影术显示内漏 "病灶"（箭）；C. 左侧和右侧髂腰动脉内放置微弹簧圈栓塞后的血管造影显示了内漏的中央部分

【讨论】

腹主动脉瘤颈退行性变化和增大是 EVAR 术后长期随访过程中的一个常见问题。二次血管腔内干预，如栓塞，可以解决这个问题，但仍需要长期随访结果证明其安全性。其他治疗方案包括使用开窗的主动脉支架延长支或支架，以及开放性手术。本病例所示的几种内漏在 EVAR 治疗中十分常见。栓塞术后随访 CT 显示，腹主动脉瘤大小保持稳定（图 2-136）。

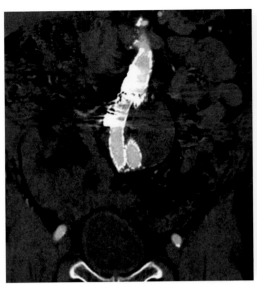
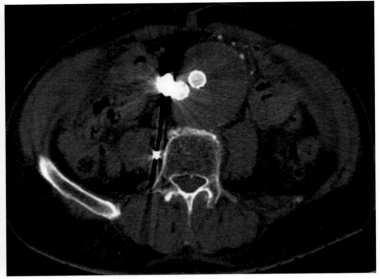

▲ 图 2-136　Ⅱ型内漏栓塞术后随访 CT 显示无新的内漏发生

病例 23

【临床特征和影像分析】

患者，75 岁，诊断为腹主动脉瘤，无明显症状，瘤体直径为 58mm（图 2-137），拟行 EVAR 手术治疗。

【EVAR 支架置入方案及手术干预】

增强 CT 显示腹主动脉瘤体直径为 58mm，有足够的近端和远端锚定区。肾动脉下方瘤颈直径为 20mm，长为 26mm，没有明显的成角。主动脉分叉上方的远端锚定区直径为 18mm，长度为 23mm。计划在局部麻醉下通过经皮穿刺法释放主动脉支架。通过右股动脉通路，预置 2 枚 ProGlide 缝合器。在部署过程中，通过左股动脉置入造影导管。术前团注 5000U 肝素。首先，将 1 枚直径为 20mm、长度为 82mm 的 Endurant 主动脉支架远端定位于主动脉分叉上方并释放，然

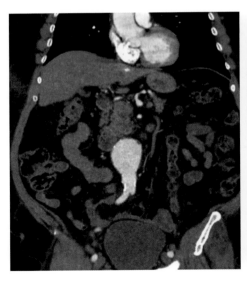
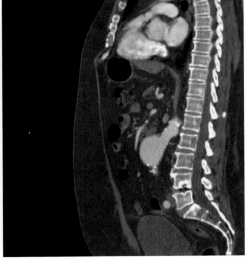

◀ 图 2-137　腹主动脉瘤直径 58mm，适合行 EVAR 手术

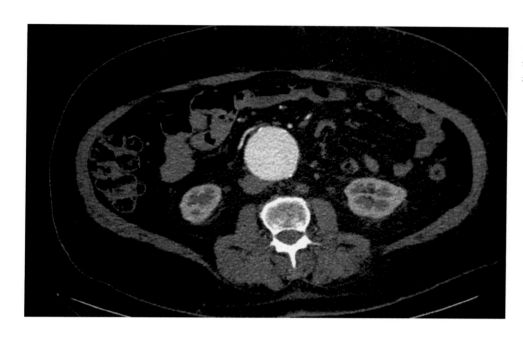

◀ 图 2-137（续）　腹主动脉瘤直径 58mm，适合行 EVAR 手术

后将另一枚直径为 23mm、长度为 82mm 的支架近端定位于肾动脉下方并释放（图 2-138）。术后血管造影显示支架定位良好，无Ⅰ型或Ⅲ型内漏发生（图 2-139）。患者于当天出院。

【随访 CT 影像】

EVAR 术后 3 个月随访 CT 显示无Ⅰ型或Ⅲ型内漏发生，但是存在Ⅱ型内漏，腹主动脉瘤的直径（58mm）保持不变（图 2-140）。EVAR 术后 1 年，腹主动脉瘤的形态保持稳定。EVAR 术后 2 年，出现明显的Ⅰb型和Ⅱ型内漏（图 2-141）。主动脉支架向近端移位（图 2-142）。

【二次干预】

拟在局部麻醉下进行二次干预。首先，在支架和主动脉之间置入 1 根诊断导管并通过导管引入 Direxion 0.021 英寸微导管。通过微导管进行栓塞，使用 Concerto 微弹簧圈（2 枚 16mm×40cm 和

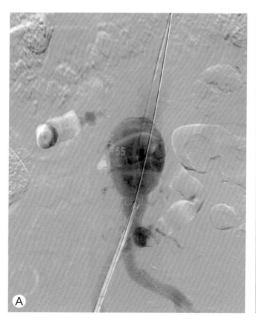

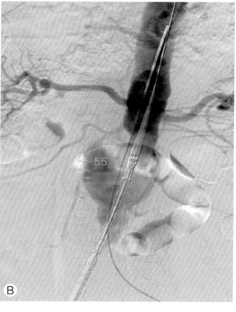

◀ 图 2-138　主动脉支架释放的细节
A 和 B. 首先释放直径 20mm 支架

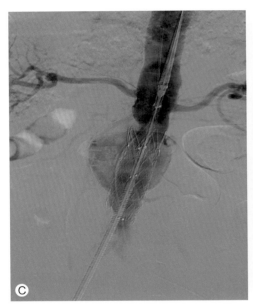

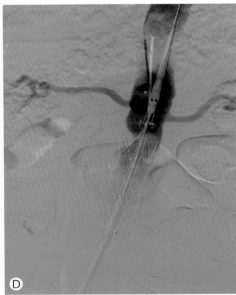

◀ 图 2-138（续） **主动脉支架释放的细节**
C 和 D. 然后释放直径为 23mm 的支架

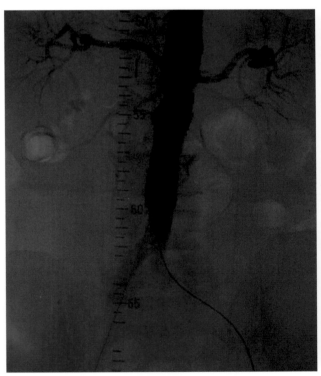

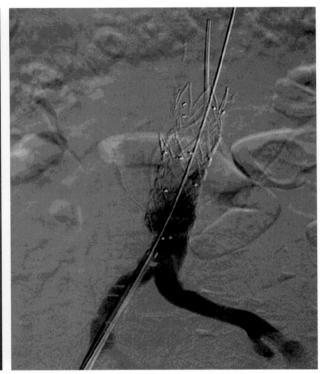

▲ 图 2-139　支架置入后的随访血管造影显示无内漏

3 枚 16mm×30cm）、Azur CX 18 可解脱的微弹簧圈（2 枚 12mm×38cm、2 枚 16mm×39cm、1 枚 14mm×34cm、1 枚 10mm×32cm）和 Nester 微弹簧圈（2 枚 10mm×14cm）（图 2-143）。最后，在支架的近端置入 1 个直径为 23mm 的主动脉支架延长支。

随访 CT 显示支架定位良好，无内漏发生。腹主动脉瘤保持稳定，总随访期为 60 个月（图 2-144）。

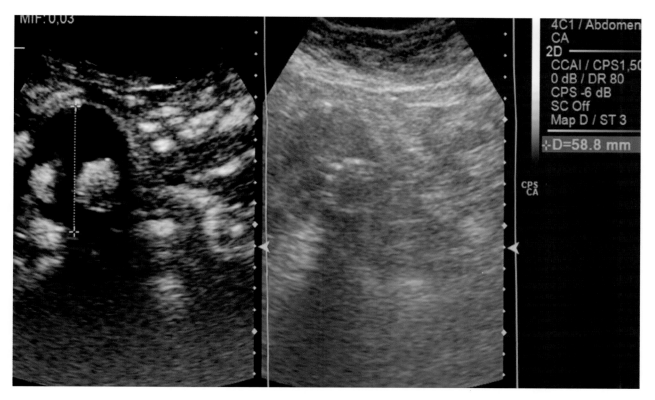

▲ 图 2-140　3 个月时的随访超声增强扫描显示腹主动脉瘤大小无变化，无明显内漏

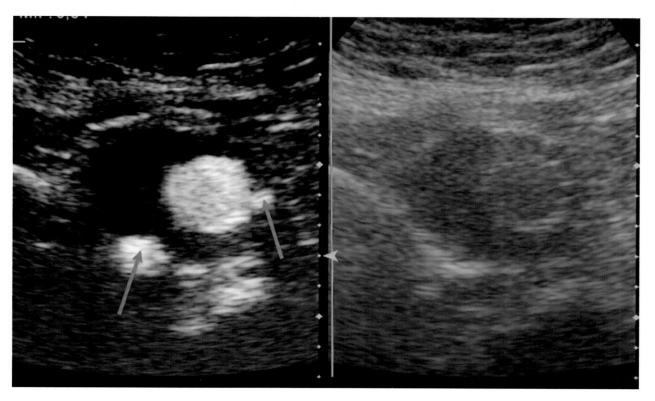

▲ 图 2-141　术后 2 年随访增强超声扫描显示Ⅰb 型和Ⅱ型内漏（箭）

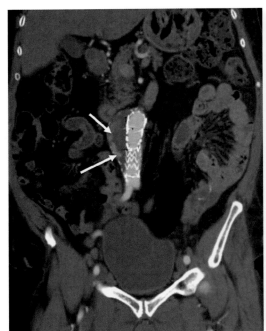
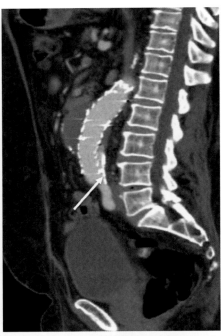

◀ 图 2-142 增强 CT 显示一个新的 I b 型内漏（箭）

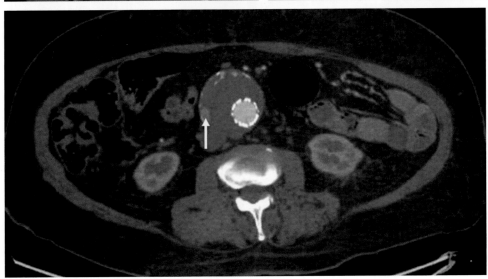

【讨论】

使用主动脉直筒支架会增加支架移位的风险；因此，为避免支架移位，近远端定位并放置2 枚主动脉直筒支架（伸缩长号技术，trombone technique），也可以使用新的主动脉支架延长支或分叉支架。另外，还可以使用一枚新的主动脉支架延长支，或在某些病例中使用特殊的短主体分叉支架。

病例 24

【临床特征和影像分析】

患者，68 岁，诊断为腹主动脉瘤，无明显腹部症状，腹主动脉瘤直径 58mm（图 2-145），行开放手术并顺利出院。

【EVAR 支架置入方案及手术干预】

术后 5 年，患者因腹痛再次入院。随访增强 CT 检查示近端和远端吻合口处存在吻合口假

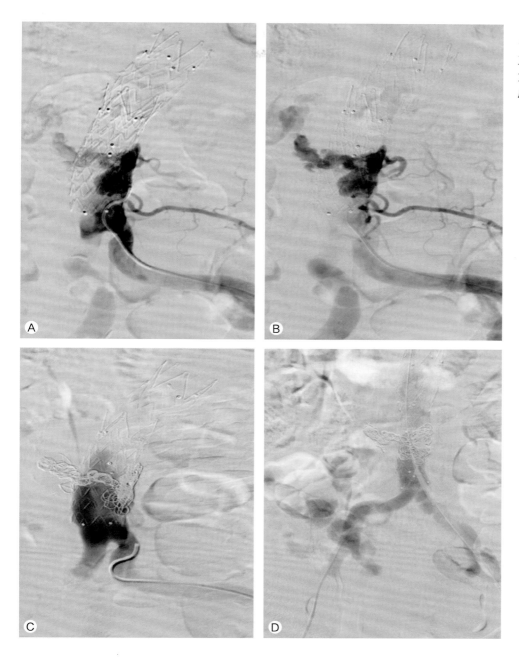

◀ 图 2-143 栓塞细节（A 至 C）和主动脉支架延长支的释放（D）。二次干预后未观察到内漏

性动脉瘤（图 2-146）。患者没有感染迹象，所有感染指标均在正常范围内。计划置入主动脉直筒支架或分叉支架。手术显露右股动脉，术前静脉团注 5000U 肝素。术中血管造影显示近端吻合口漏（图 2-147），但远端没有发现吻合口漏，因此置入 1 枚直径 36mm、长 70mm 的 Endurant 主动脉直筒支架（图 2-148），术后血管造影显示无内漏。

【随访 CT 影像】

术后 3 个月，随访增强 CT 显示近端吻合口无明显内漏出现，但远端吻合口漏仍然存在（图 2-148）。

【二次干预】

全身麻醉下外科显露双侧股动脉。术前静脉给予 5000U 肝素后，经 Lunderquist 超硬导丝推入 1 枚直径为 28mm 的 Endurant 分叉支架。经左

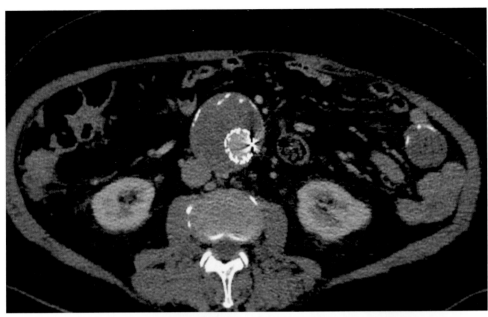

◀ 图 2-144 二次干预后增强 CT 显示效果满意

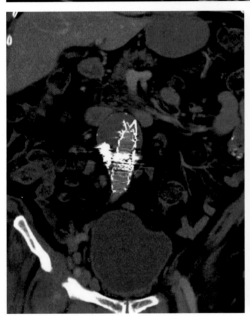

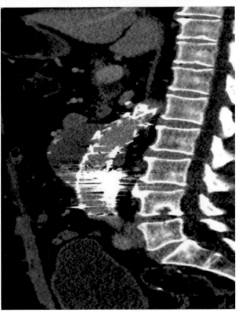

股动脉置入直径 16mm 的髂支。术后血管造影显示效果良好，无明显内漏（图 2-149）。患者在 EVAR 术后 2 天出院。

【进一步随访 CT 影像】

二次干预后的随访 CT 结果令人满意，且无明显内漏（图 2-150）。腹主动脉瘤的大小减小，总随访期为 38 个月。

【讨论】

近端和远端吻合口都有问题是非常少见的，血管造影检查有时也很难发现远端吻合口漏。如果出现退化性吻合问题或手术技术失败，治疗方法通常很简单，可以使用主动脉支架延长支 / 直筒支架或分叉支架。真菌感染性吻合口假性动脉瘤需要更复杂的治疗。感染性假性动脉瘤的血管腔内治疗通常是临时解决方案。

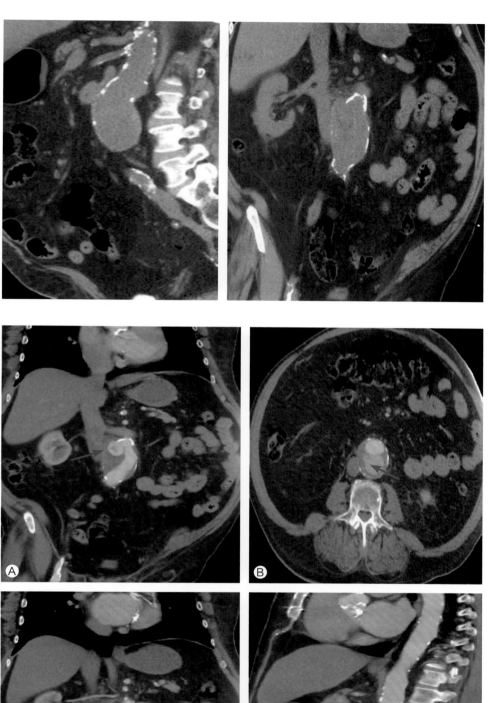

◀ 图 2-146　主动脉瘤手
术 5 年后，患者主诉腹痛；
增强 CT 显示近端吻合口漏
（A 和 B，箭）和远端吻合
口漏（C 和 D，箭）

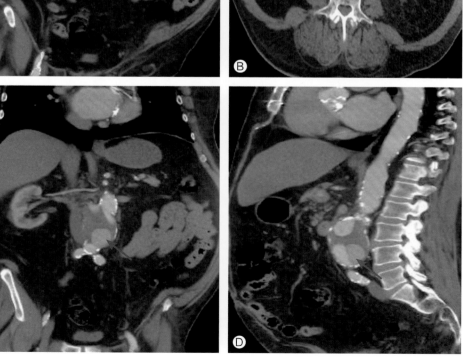

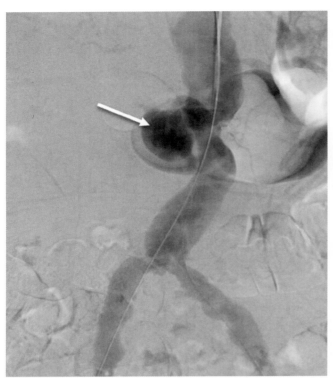
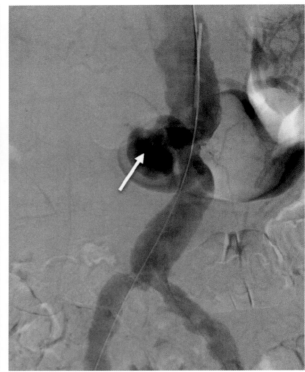

▲ 图 2-147　二次干预前的血管造影显示近端吻合口漏（箭），但无远端吻合口漏

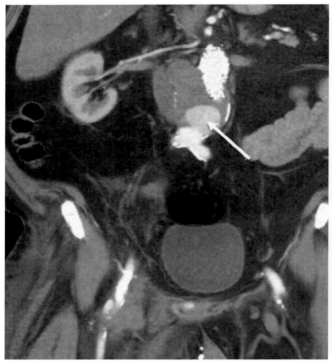
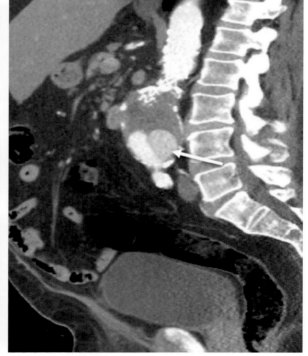

▲ 图 2-148　**3 个月时的随访 CT 显示持续性远端吻合口漏（箭）**

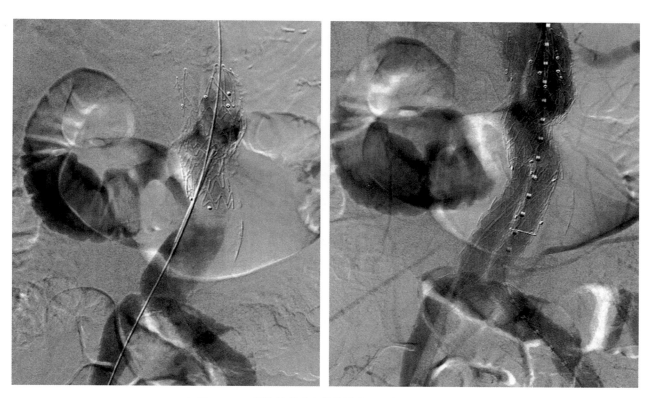

▲ 图 2-149　最终的术后血管造影显示二次干预后无内漏

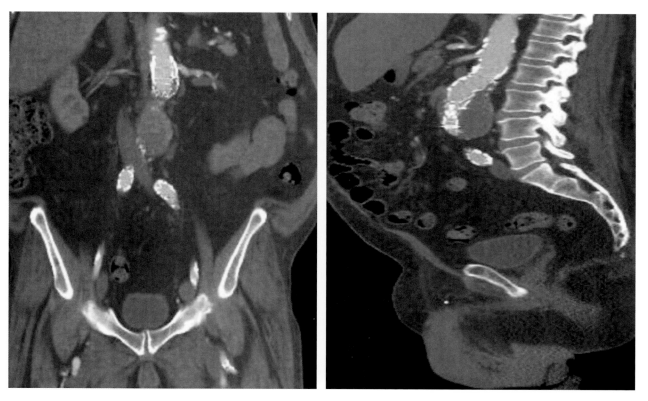

▲ 图 2-150　2 年时的随访 CT 结果令人满意，无内漏

参考文献

［1］ Ameli-Renani S, Pavlidis V, Morgan RA. Early and midterm outcomes after transcatheter embolization of type I endoleaks in 25 patients. J Vasc Surg. 2017;65:346–55.

［2］ Biasi L, Ali T, Hinchliffe R, Morgan R, Loftus I, Thompson M. Intraoperative DynaCT detection and immediate correction of a type Ia endoleak following endovascular repair of abdominal aortic aneurysm. Cardiovasc Intervent Radiol. 2009;32:535–8.

［3］ Chaikof EL, Dalman RL, Eskandri MK, et al. The Society for Vascular Surgery practice guidelines on the care of patients with an abdominal aortic aneurysm. J Vasc Surg. 2018;67:2–77.

［4］ Charbonneau P, Hongku K, Herman CR, et al. Long-term survival after endovascular and open repair in patients with anatomy outside instructions for use criteria for endovascular aneurysm repair. J Vasc Surg. 2019;70:1823–30. https://doi.org/10.1016/j.jvs.2019.01.081.

［5］ Chun JY, Morgan R. Transcatheter embolisation of type 1 endoleaks after endovascular aortic aneurysm repair with Onyx: when no other treatment option is feasible. Eur J Vasc Endovasc Surg. 2013;45:141–4.

［6］ Donas KP, Inchingolo M, Cao P, pELVIS Registry Collaborators, et al. Secondary procedures following iliac branch device treatment of aneurysms involving the iliac bifurcation: the pELVIS registry. J Endovasc Ther. 2017;24:405–10.

［7］ Duvnjak S. Endovascular treatment of aortoiliac aneurysms: from intentional occlusion of the internal iliac artery to branch iliac stent graft. World J Radiol. 2016;8:275–80.

［8］ Duvnjak S, Balezantis T. Endovascular treatment of aorta–iliac aneurysms with a flared iliac limb. Int J Angiol. 2019;28:57–63.

［9］ Elkouri S, Martelli E, Gloviczki P, et al. Most patients with abdominal aortic aneurysm are not suitable for endovascular repair using currently approved bifurcated stent-grafts. Vasc Endovasc Surg. 2004;38:401–12.

［10］ Greenhalgh RM, Brown LC, Kwong GP, Powell JT, Thompson SG, EVAR Trial Participants. Comparison of endovascular aneurysm repair with open repair in patients with abdominal aortic aneurysm (EVAR trial 1), 30-day operative mortality results: randomised controlled trial. Lancet. 2004;364:843–8.

［11］ Jordan WD Jr, Mehta M, Varnagy D, et al. Results of the ANCHOR prospective, multicenter registry of EndoAnchors for type Ia endoleaks and endograft migration in patients with challenging anatomy. J Vasc Surg. 2014;60:885–920.

［12］ Kouvelos GN, Spanos K, Nana P, et al. Large diameter (≥ 29 mm) proximal aortic necks are associated with increased complication rates after endovascular repair for abdominal aortic aneurysm. Ann Vasc Surg. 2019;60:70–5. https://doi.org/10.1016/j. avsg.2019.02.031.

［13］ Kouvelos GN, Oikonomou K, Antoniou GA, Verhoeven EL, Katsargyris A. A systematic review of proximal neck dilatation after endovascular repair for abdominal aortic aneurysm. J Endovasc Ther. 2017;24:59–67.

［14］ Lederle FA, Freischlag JA, Kyriakides TC, Open Versus Endovascular Repair (OVER) Veterans Affairs Cooperative Study Group, et al. Outcomes following endovascular vs open repair of abdominal aortic aneurysm: a randomized trial. JAMA. 2009;302:1535–42.

［15］ Maldonado TS, Rosen RJ, Rockman CB, et al. Initial successful management of type I endoleak after endovascular aortic aneurysm repair with n-butyl cyanoacrylate adhesive. J Vasc Surg. 2003;38:664–70.

［16］ Mascoli C, Faggioli G, Gallitto E, et al. Planning and endograft related variables predisposing to late distal type I endoleaks. Eur J Vasc Endovasc Surg. 2019;58(3):334–42.

［17］ O'Donnell TFX, Deery SE, Boitano LT, et al. Aneurysm sac failure to regress after endovascular aneurysm repair is associated with lower long-term survival. J Vasc Surg. 2019;69:414–22.

［18］ Prinssen M, Verhoeven EL, Buth J, Dutch Randomized Endovascular Aneurysm Management (DREAM) Trial Group, et al. A randomized trial comparing conventional and endovascular repair of abdominal aortic aneurysms. N Engl J Med. 2004; 351:1607–18.

［19］ Perini P, Bianchini Massoni C, Mariani E, et al. Systematic review and meta-analysis of the outcome of different treatments for type 1a endoleak after EVAR. Ann Vasc Surg. 2019;60:435–446.e1. https://doi.org/10.1016/j.avsg.2019.03.032.

［20］ Spanos K, Rohlffs F, Panuccio G, Eleshra A, Tsilimparis N, Kölbel T. Outcomes of endovascular treatment of endoleak type Ia after EVAR: a systematic review of the literature. J Cardiovasc Surg. 2019;60:175–85.

［21］ Tadros RO, Sher A, Kang M, et al. Outcomes of using endovascular aneurysm repair with active fixation in complex aneurysm morphology. J Vasc Surg. 2018;68:683–92.

第3章 Ⅱ型内漏
Endoleak Type Ⅱ

病例 1

【临床特征和影像分析】

患者男性，84 岁，以腹主动脉瘤破裂入院，瘤体直径 55mm。急诊行 CT 以计划其治疗方案（图 3-1）。主动脉瘤颈长 39mm，直径 22mm，无明显成角或血栓；髂动脉直径 12mm，无狭窄或扭曲。

【EVAR 支架置入方案及手术干预】

局部麻醉下外科显露右股动脉，经皮穿刺左股动脉并预置 2 枚 ProGlide 缝合器（Abbott Vascular Devices，Redwood City，CA，USA），给予 3000U 肝素，经右股动脉入路放置直径为 25mm 的 Endurant Ⅱ 分叉支架（Medtronic Vascular，Santa Rosa，CA，USA），经左股动脉放置髂支，双侧髂支直径 16mm。术后血管造影显示支架位置良好，无 Ⅰ 型或 Ⅲ 型内漏（图 3-2）。

【随访 CT 影像】

患者术后进入重症监护室，应用血管活性药和输液调整血压；EVAR 术后数小时复查 CT，显示支架置入良好，没有 Ⅰ 型或 Ⅲ 型内漏，但存在 Ⅱ 型内漏（图 3-3）。瘤腔内气泡形成考虑为血栓化不全而非感染所致。数个小时后患者状态改善并计划 EVAR 术后 3 个月时随访 CT。

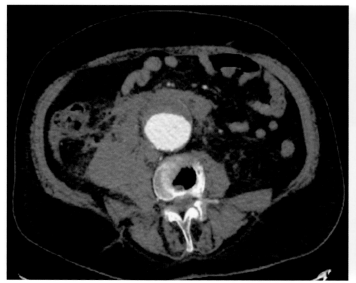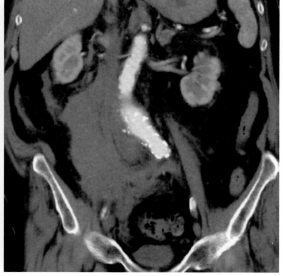

▲ 图 3-1　**55mm** 的腹主动脉瘤破裂，右侧腹膜后血肿

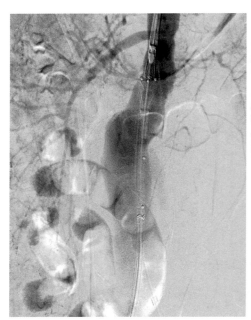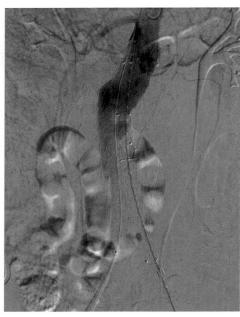

◀ 图 3-2　急诊行 EVRR，术后血管造影显示支架位置良好，无内漏

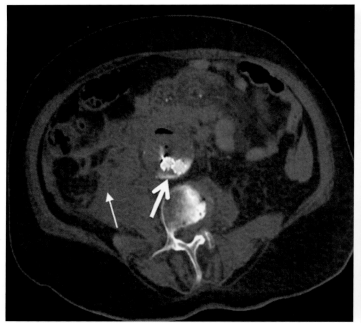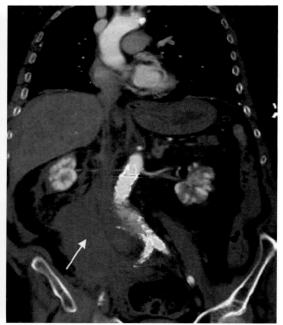

▲ 图 3-3　EVAR 术后，当天复查 CT 显示腰动脉 Ⅱ 型内漏（粗箭），细箭指向腹膜后血肿

【再次随访 CT 影像】

EVAR 术后 3 个月随访 CT 显示支架位置良好，无内漏（图 3-4）。1 年后行下一次随访成像，超声增强扫描（CEUS）发现 Ⅱ 型内漏（图 3-5），随后的 CT 进一步证实其存在（图 3-5）。腹主动脉瘤直径增长至 60mm。考虑行二次经皮内漏栓塞术进行干预。

【二次干预】

分别经皮穿刺双侧股动脉。应用 Direxion 0.021 英寸微导管（Boston Scientific，Natick，

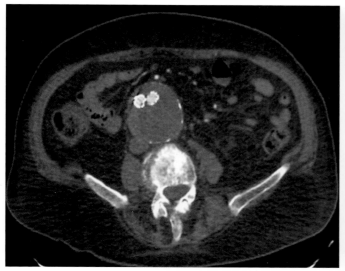
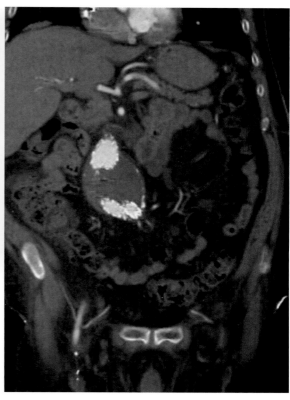

▲ 图 3-4　**3 个月时随访 CT 显示腹膜后血肿完全吸收，无内漏**

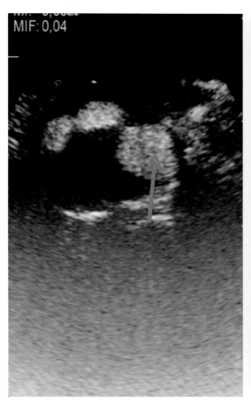
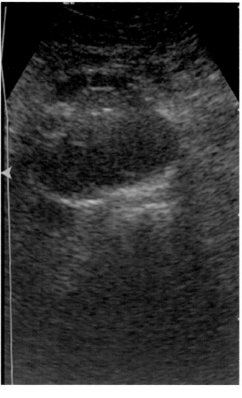

◀ 图 3-5　**EVAR 术 后
1 年随访超声增强扫描和
CT，显示Ⅱ型内漏（箭），
腹主动脉瘤直径增长至
60mm**

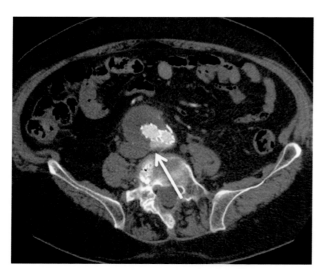

▲ 图 3-5（续）　EVAR 术后 1 年随访超声增强扫描和 CT，显示 Ⅱ 型内漏（箭），腹主动脉瘤直径增长至 60mm

MA，USA）经右髂内动脉、髂腰动脉进入腹主动脉瘤腔（图 3-6）。使用微弹簧圈（Cook Medical，Bloomington，IN，USA）进行栓塞：1 枚 10mm×14cm、1 枚 8mm×14cm、6 枚 3mm×14cm 和 1 枚 3mm×7cm。

【再次随访 CT 影像】

腔内栓塞术后行超声增强扫描和 CT 随访影

像显示无内漏，总随访时间为 36 个月（图 3-7）。

病例 2

【临床特征和影像分析】

患者男性，72 岁，CT 发现腹主动脉瘤，直径 61mm，拟行 EVAR 手术（图 3-8）。既往有高血压和心肌梗死病史。

【EVAR 支架置入方案及手术干预】

主动脉瘤颈长 35mm，直径 24mm，无钙化或血栓。双侧髂总动脉直径分别为 18mm（左）和 24mm（右）。外科显露双侧股动脉后给予肝素 5000U，首先用数枚 8mm×14cm、10mm×14cm 的 Nester 微弹簧圈栓塞右髂内动脉，然后通过右股动脉入路置入直径 28mm 的 Endurant Ⅱ 分叉支架，通过左股动脉入路置入 1 枚 20mm 髂支，再通过右侧入路置入 1 枚直径 13mm 的髂支延伸至右髂外动脉。最终的血管造影显示支架位置良好，未见内漏（图 3-9）。术后 2 天出院。

【随访 CT 影像】

3 个月时增强 CT 显示瘤体直径 61mm，无变化，但肠系膜下动脉出现 Ⅱ 型内漏（图 3-10）。1

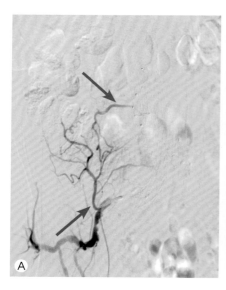
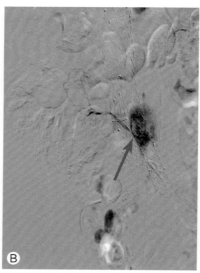
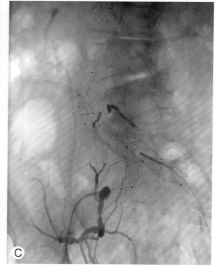

▲ 图 3-6　栓塞手术的细节
A. 箭指向源自髂内动脉的髂腰动脉（箭）；B. 通过髂腰动脉将微导管推入动脉瘤腔；C. 微弹簧圈栓塞成功

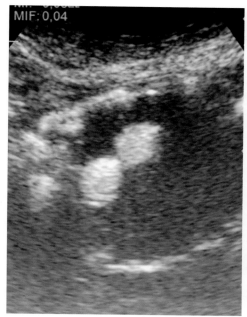
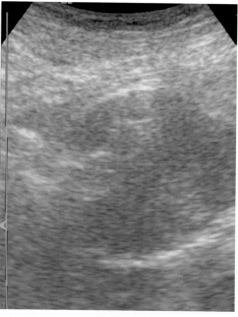

◀ 图 3-7　术后 3 个月时的随访超声增强扫描和 CT 示腹主动脉瘤大小无变化，无内漏

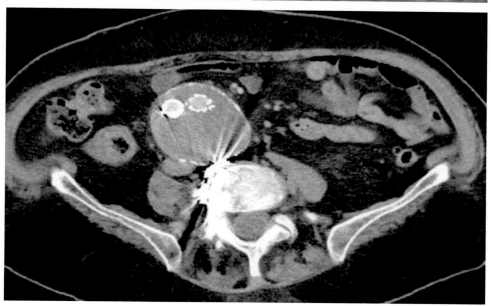

年后下一次随访 CT 显示瘤体直径增大至 67mm，肠系膜下动脉出现持续性Ⅱ型内漏（图 3-11）。瘤体直径每年增加超过 5mm 是二次干预和栓塞的指征。

【二次干预】

局部浸润麻醉下经皮穿刺右股动脉，经右股动脉入路行腹主动脉造影未见Ⅰ型或Ⅲ型内漏。导丝导管配合推入 5Fr 响尾蛇形导管行肠系膜上动脉

造影，发现在肠系膜上动脉和肠系膜下动脉之间存在一个粗大交通支，然后沿微导丝将 150cm 长的 Progreat 0.024 英寸微导管（Terumo interventional Systems，Tokyo，Japan）推入瘤腔。并使用 Azur CX 可解脱的微弹簧圈（Terumo interventional Systems）（1 枚 8mm×28cm、2 枚 7mm×24cm）和 Nester 可推送的微弹簧圈（8 枚 6mm×14cm、2 枚 8mm×14cm）进行栓塞（图 3-12）。

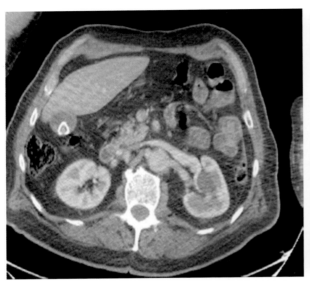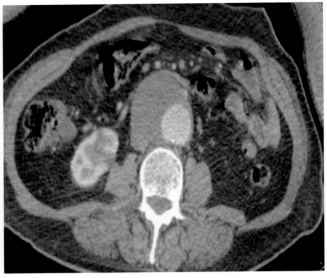

▲ 图 3-8　**EVAR 术前基线 CT 显示腹主动脉瘤直径 61mm**

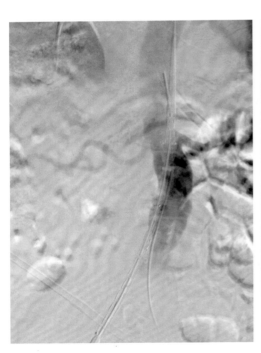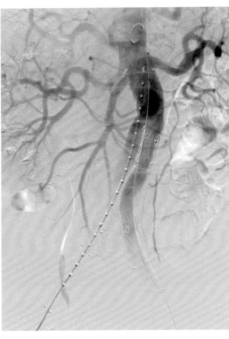

◀ 图 3-9　**EVAR 细节，显示支架释放，术后血管造影显示支架位置良好，无内漏**

【讨论】

EVAR 术后瘤体每年增大超过 5mm 是 Ⅱ 型内漏干预的一个指征，而在一些中心，瘤体增大超过 10mm 才进行干预。通常来自肠系膜下动脉的内漏的治疗比较简单，液体材料、微弹簧圈或两种方法结合的栓塞效果都很好。在单独使用微弹簧圈进行栓塞时，用微弹簧圈封闭内漏以避免其复发非常关键。常常也存在多条血管供血的 Ⅱ 型内漏，在某些情况下需要多次干预。然而源自髂腰动脉的 Ⅱ 型内漏由于其动脉纤细且非常纡曲，治疗难度较大（图 3-13）。

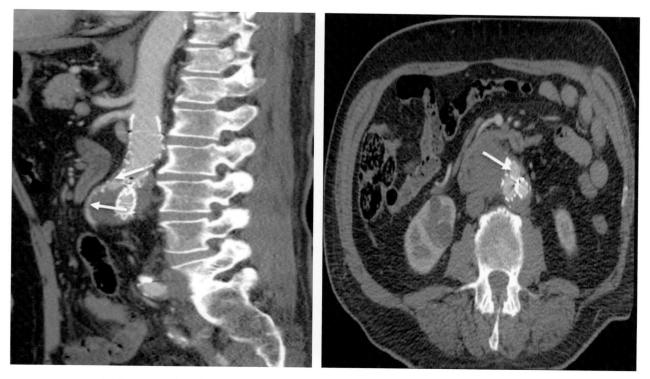

▲ 图 3-10　**3 个月时随访增强 CT 显示肠系膜下动脉Ⅱ型内漏（箭），瘤体直径无明显变化**

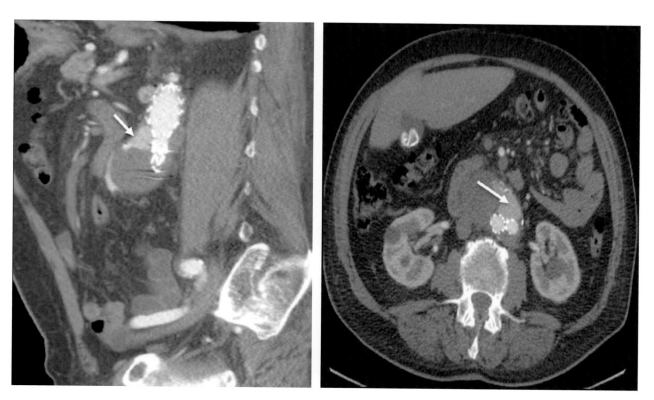

▲ 图 3-11　**术后 1 年时的随访增强 CT 显示腹主动脉瘤直径增大，存在持续性Ⅱ型内漏（箭）**

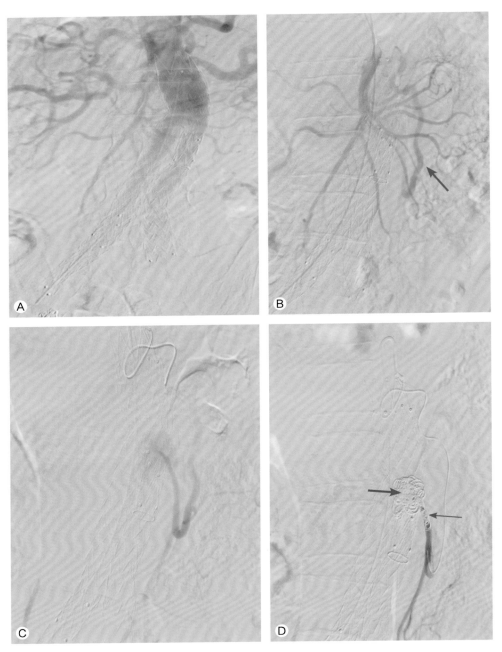

◀ 图 3-12 **A.** 主动脉造影未见 Ⅰ 型内漏；**B.** 肠系膜上动脉造影显示粗大的交通支（箭）；**C.** 微导管通过肠系膜动脉弓进入动脉瘤腔；**D.** 随访血管造影显示瘤腔内（箭）和靠近瘤腔的远端肠系膜下动脉（细箭）弹簧圈栓塞

病例 3

【临床特征和影像分析】

患者男性，84 岁，以腹痛和低血容量性休克来院，经复苏抢救后行增强 CT 示腹主动脉瘤破裂，瘤体直径 10cm（图 3-14）。

【EVAR 支架置入方案及手术干预】

腹主动脉直径约 17mm，分叉处直径 15mm。

术前两种备选方案如下：分叉支架置入（需血管造影评估是否有足够空间）或主动脉 - 单侧髂动脉支架并股 - 股动脉转流旁路移植（如果主动脉直径较细，没有足够空间）。急诊行 EVAR 手术，经双侧股动脉预置 ProGlide 缝合器，给予 3000U 肝素，主体选择直径为 28mm 的 Endurant Ⅱ 分叉支架，双侧髂动脉分支直径均为 16mm。术后血

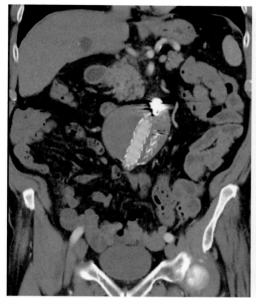
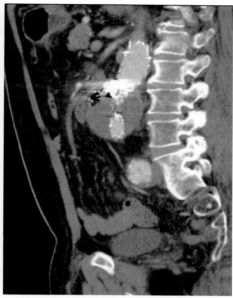

◀ 图 3-13　Ⅱ 型内漏栓塞后 1 年的 CT 随访图像
腹主动脉瘤的大小没有变化（67mm），没有发生新的内漏，总随访时间为 23 个月

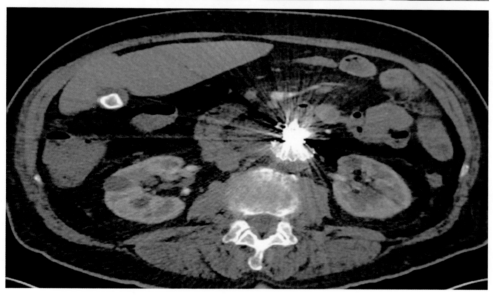

管造影显示瘤体隔绝满意，但存在Ⅱ型内漏（图 3-15）。术后转入重症监护室，无并发症发生，术后第 1 天进行输血治疗，并复查主动脉 CT。

【随访 CT 影像】

急诊 EVAR 术后第 1 天，复查 CT 显示肠系膜下动脉Ⅱ型内漏（图 3-16）和腹膜后肾周血肿。随访 CT 可见瘤腔内气泡影，考虑为近期 EVAR 手术所致，并非感染。暂予以保守治疗，未进行再次干预，EVAR 术后 15d 出院，拟于 3 个月后进行下一次随访 CT。3 个月时的随访 CT 示内漏持续存在，而腹主动脉瘤直径缩小至 90mm（图 3-17）。在以后 2 年中，腹主动脉瘤直径逐渐缩小至 88mm，但在术后第 3 年，随访 CT 显示腹主动脉瘤直径增加至 95mm，且仍存在Ⅱ型内漏（图 3-18）。遂计划再次手术栓塞内漏。

【二次干预】

局部麻醉成功后，经右股动脉入路，5Fr 响尾蛇形导管被推至肠系膜上动脉开口处。Direxion

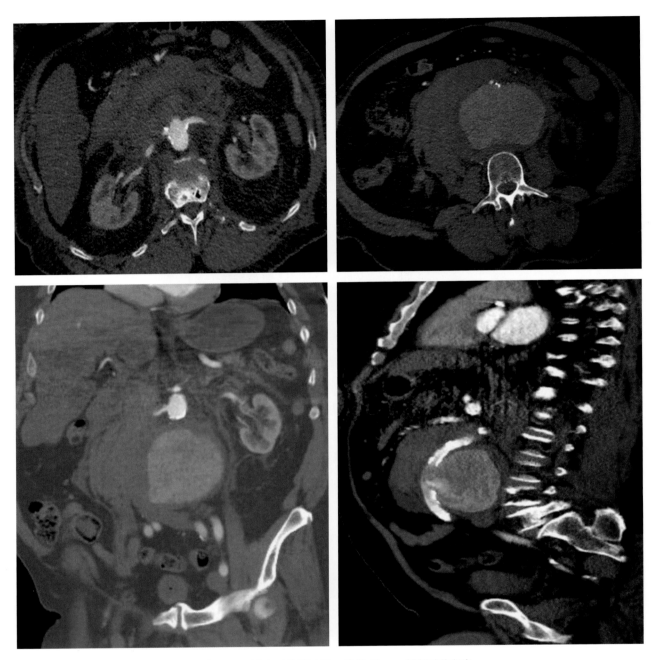

▲ 图 3-14　腹主动脉瘤破裂，直径 10cm，解剖结构复杂

0.021 英寸微导管通过肠系膜上、下动脉间交通支被进一步推入动脉瘤腔。使用 7 枚 3mm×7cm Nester 微弹簧圈进行栓塞。术后血管造影显示弹簧圈栓塞满意（图 3-19）。

术后超声增强扫描显示腹主动脉瘤大小稳定（93mm），无新内漏出现。总随访时间为 27 个月（图

3-20）。

【讨论】

在破裂的情况下，Ⅱ 型内漏可表现为活动性出血，但在大多数情况下，尽管存在内漏，患者病情仍可保持稳定。晚期内漏是腹主动脉瘤腔扩张的一个预测指标，与本病例相似，需要干预治

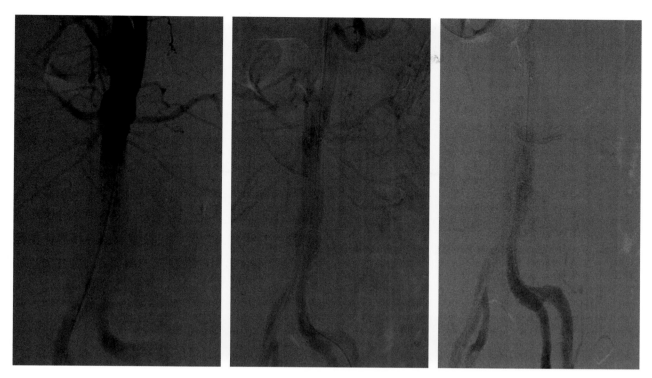

▲ 图 3-15　EVAR 细节，最终的术后血管造影显示支架形态良好，但存在Ⅱ型内漏

疗。经皮动脉栓塞术通常作为首选，但失败率较高。另外也可通过经腰椎路径，或者在某些病例中，经腹、经腔静脉或经支架进入。多种栓塞材料可供选择，常用的包括微弹簧圈和液体栓塞材料等。

病例 4

【临床特征和影像分析】

患者男性，79 岁，腹主动脉瘤直径约 65mm，无明显症状，拟行 EVAR 手术（图 3-21）。该患

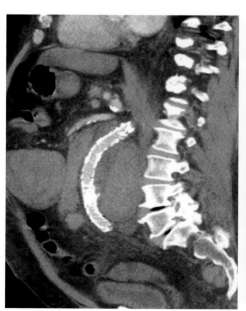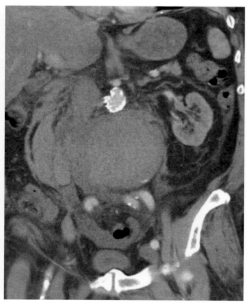

◀ 图 3-16　EVAR 术后第 1 天复查增强 CT，结果令人满意

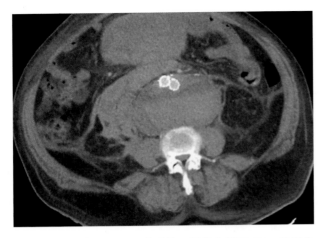

▲ 图 3-16（续） **EVAR 术后第 1 天复查增强 CT，结果令人满意**

者左肾上极、右肾下极肾实质均呈明显缺血灶（图 3-21，箭）。动脉瘤颈和成角大小均在 EVAR 手术要求范围内。双髂动脉有许多钙化，但未见狭窄或纤曲。

【EVAR 支架置入方案及手术干预】

手术显露双侧股动脉。留置 1 根响尾蛇形导管于低位肾动脉，作为手术操作期间的参照。经右股动脉引入主体直径为 25mm 的 Endurant Ⅱ 分叉支架，放置于肾动脉下方。EVAR 期间使用了少量的对比剂。对侧髂支被顺利展开释放，两侧的下极肾动脉（已经梗死的肾组织段）被覆盖，

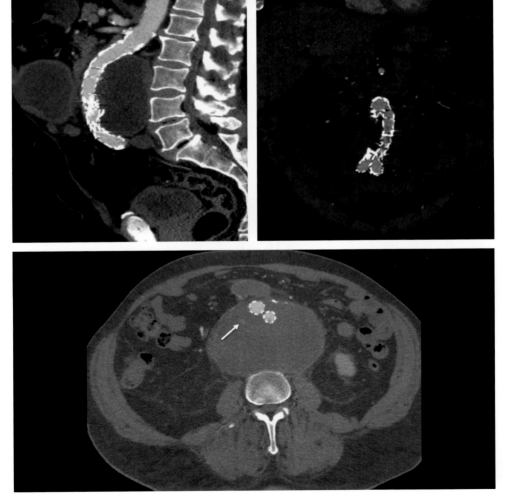

◀ 图 3-17　**EVAR 术后 3个月随访增强 CT 显示弥散型 Ⅱ 型内漏（箭）**

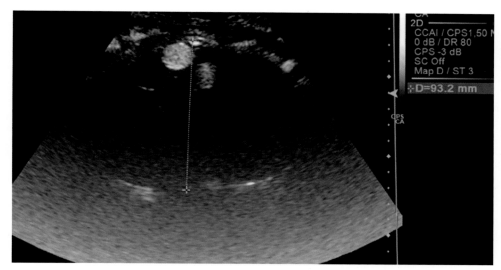

◀ 图 3-18　术后 2 年随访影像显示腹主动脉瘤腔增大

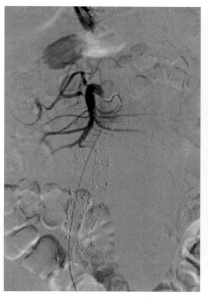 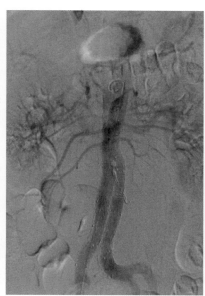 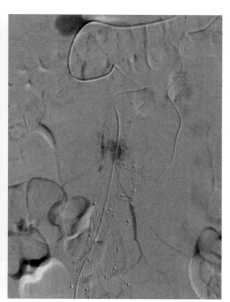

▲ 图 3-19　二次干预的细节，应用微弹簧圈栓塞内漏

但没有进行栓塞。术后血管造影显示支架置入良好，无Ⅰ型或Ⅲ型内漏，但存在Ⅱ型内漏（图 3-22）。患者于 EVAR 术后 2 天出院，计划于术后 3 个月随访血管造影。

【随访 CT 影像】

3 个月时随访 CT 显示下极肾动脉、肠系膜下动脉和腰动脉出现明显的Ⅱ型内漏（图 3-23）。腹主动脉瘤直径没有增加，但考虑到内漏量较大，决定进行栓塞治疗，以避免未来腹主动脉瘤继续增大。

【二次干预】

嘱患者多饮水，以改善肾功能。经皮穿刺右股动脉，放置 1 枚 5Fr 动脉鞘，并在肠系膜上动脉置入诊断性响尾蛇形导管，推入 1 根 Direxion 0.021 英寸微导管进入动脉瘤腔，并应用多种不同型号弹簧圈进行栓塞：Nester 微弹簧圈（5 枚 10mm×14cm、5 枚 8mm×14cm、2 枚 5mm×14cm 和 3 枚 3mm×7cm）和 Concerto 微弹簧圈（Medtronic, Minneapolis, MN, USA）（2 枚

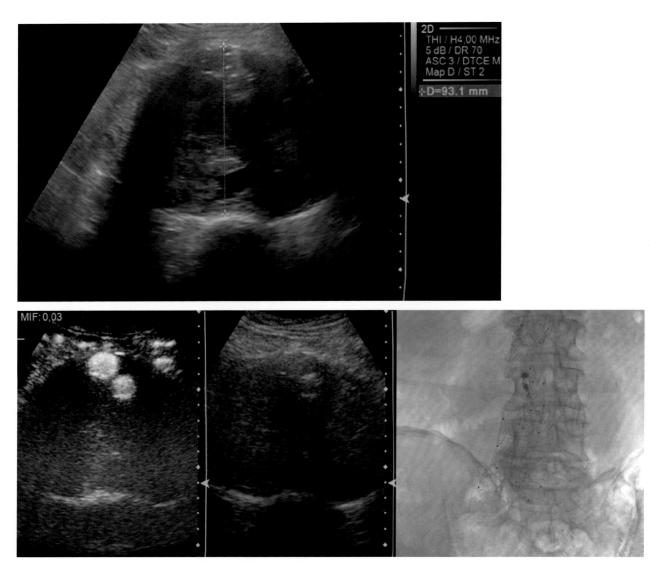

▲ 图 3-20　随访超声造影显示腹主动脉瘤大小无变化，无内漏发生

6mm×15cm 和 2 枚 10mm×10cm）。术后血管造影显示效果满意，内漏消失（图 3-24）。最后 1 枚弹簧圈（3mm×7cm）被置于肠系膜下动脉靠近动脉瘤腔的位置。

栓塞后 3 个月随访影像显示无Ⅱ型内漏，但随访超声增强扫描中怀疑左侧有Ⅰb型内漏（图 3-25）。因此，患者计划在局部麻醉下接受二次干预治疗，行左髂内动脉栓塞，而后置入左髂动脉分支支架，向远端进行延伸。手术顺利进行，无并发症发生（图 3-26）。3 个月时，CT 平扫及超声增强扫描显示无内漏，腹主动脉瘤大小无变化（图 3-27）。随访 19 个月，无新的内漏发生，腹主动脉瘤的大小保持稳定。

【讨论】

这个病例是很有特点的，因为它描述了发生在肾功能不全患者的不同类型的内漏。Ⅱ型内漏太大，尽管瘤腔大小没有变化，决定还是进行干预治疗。Ⅰb型内漏的存在令人惊讶，与髂动脉有明显的钙化、支架锚定区并不是最佳的位置有关。

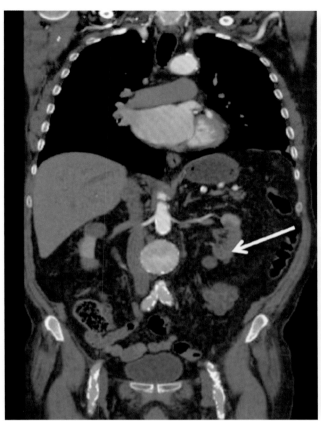

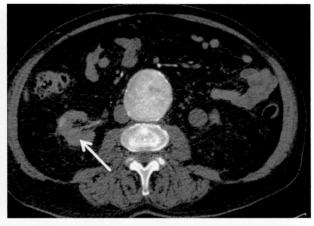

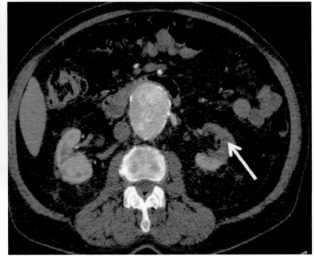

▲ 图 3-21　动脉瘤修复前 CT 显示腹主动脉瘤直径 65mm，两侧肾动脉和部分肾实质梗死（箭），肾动脉主干通畅

病例 5

【临床特征和影像分析】

患者老年男性，84 岁，因腹主动脉瘤破裂就诊，瘤径 90mm。急诊行 CT 检查后拟行急诊 EVAR 手术（图 3-28）。该患者瘤颈长 15mm，宽约 28mm，可见钙化但无明显血栓，成角 60°～65°，入路血管未见明显纤曲与狭窄。

【EVAR 支架置入方案及手术干预】

局部麻醉后切开并显露右股动脉，经皮穿刺左股动脉后预置 2 枚 ProGlide 缝合器。给予 3000U 肝素，经右股动脉推入直径为 32mm 的 Endurant Ⅱ 分叉支架，后左侧释放髂支。术后血管造影示支架位置良好，无Ⅰ型、Ⅲ型内漏（图 3-29）。

术后患者转至 ICU 继续治疗，病情稳定后转往血管外科病房，术后未见并发症，几周后出院。

【随访 CT 影像】

术后 3 个月时随访超声增强扫描和 CT 未见明显Ⅰ型、Ⅲ型内漏，但可见Ⅱ型内漏（图 3-30）。虽瘤径没有明显增大，但考虑瘤腔巨大，所以决定行栓塞术治疗Ⅱ型内漏。

【二次干预】

经皮穿刺右股动脉后推入诊断性导管至肠系膜上动脉，Direxion 0.021 英寸微导管被进一步推入肠系膜下动脉。由于微导管无法进入瘤腔，故利用数枚 3mm×7cm 微弹簧圈栓塞肠系膜下动脉开口处（图 3-31）。

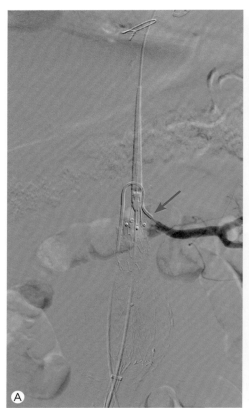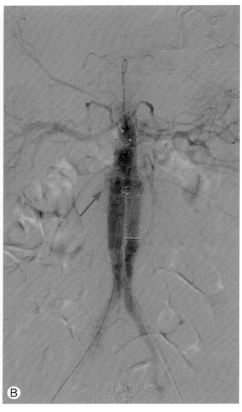

◀ 图 3-22　**A.** 左肾动脉位置较低，置入导管行血管造影术，作为支架置入时的对照（箭）；**B.** 支架置入后的最终术后影像（箭指向弥散型 II 型内漏）

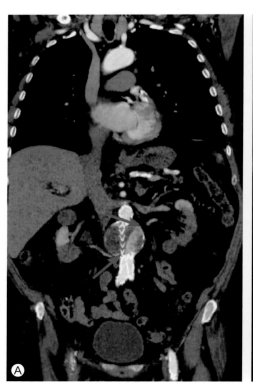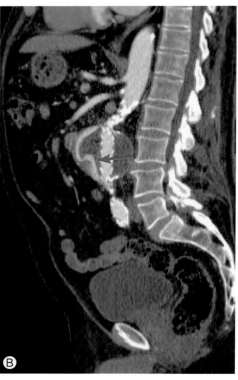

◀ 图 3-23　随访 CT 显示复杂的 II 型内漏

A. 箭指向肾动脉内漏；B. 箭指向肠系膜下动脉内漏

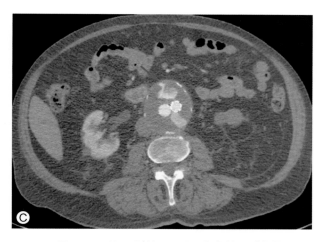

▲ 图 3-23（续）　**随访 CT 显示复杂的Ⅱ型内漏**
C. 箭指向来自肠系膜下动脉和腰动脉的Ⅱ型内漏

【再次随访 CT 影像】

栓塞术后 3 个月时增强 CT 未见内漏，且瘤径无变化（图 3-32）。1 年时随访 CT 可见左侧髂支附近出现内漏（图 3-33）。通过仔细分析 CT 影像后认为是由于支架原因导致的Ⅲb 型内漏。推测由于瘤颈成角，合并钙化导致支架选择不当，所以决定再次手术干预。

【再次干预】

全麻后，直径 32mm 的主动脉 - 单侧髂动脉支架经左侧引入（图 3-34），利用 16mm 的 Amplatzer 血管塞（Abbott Vascular Devices）封堵右侧髂支。然后，

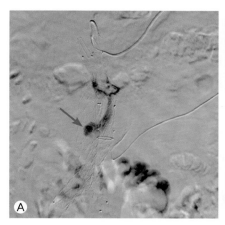
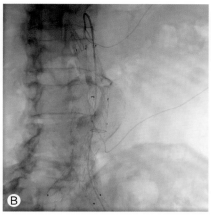
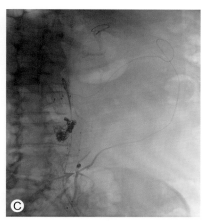

▲ 图 3-24　**栓塞术细节**
A. 内漏病灶血管造影（箭）；B. 微导管被推入腹主动脉瘤腔内；C. 病灶和靠近腹主动脉瘤腔的肠系膜下动脉栓塞后的血管造影（箭）

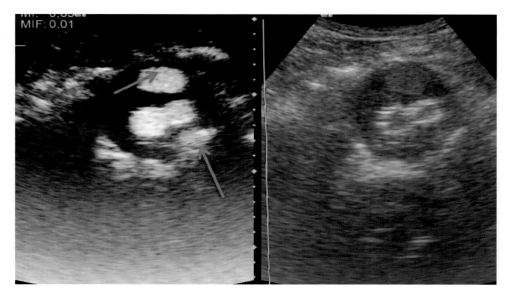

◀ 图 3-25　**二次干预后 3 个月时随访超声增强扫描显示左侧疑似Ⅰb 型内漏（箭）**

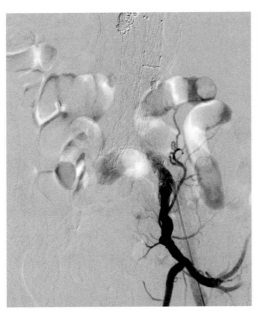
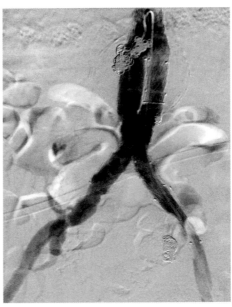

◀ 图 3-26 左侧经皮入路，髂内动脉栓塞，向远端延伸长髂支支架，效果良好

实施股-股转流旁路移植手术重建右下肢血流。

【讨论】

使用乙烯-乙烯醇共聚物液体栓塞材料Onyx（eV3，Plymouth，MA，USA）或者组织胶水可以对 EVAR 术后 Ⅱ 型内漏进行"远程"栓塞。这种方法比单纯利用微弹簧圈栓塞效果更持久，然而在该病例中未再发现新的 Ⅱ 型内漏。该患者瘤颈可见成角与钙化，尤其在支架锚定部位。由于 Ⅱ 型内漏的存在，左侧髂支显露于压力之下后导致出现 Ⅲb 型内漏。针对这种情况，主动脉-

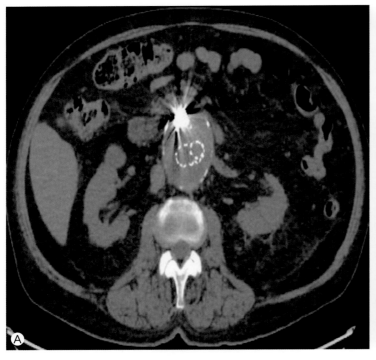
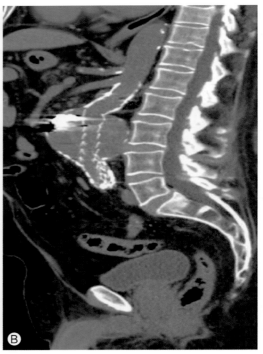

▲ 图 3-27 Ⅰb 型内漏治疗后，随访 CT 平扫（A 和 B）及超声造影（C）显示腹主动脉瘤大小无变化，无新的内漏

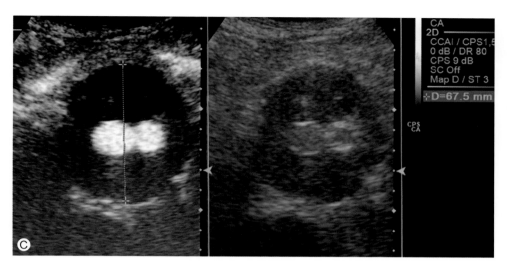

◀ 图 3-27（续）　Ⅰb 型内漏治疗后，随访 CT 平扫（A 和 B）及超声增强扫描（C）显示腹主动脉瘤大小无变化，无新的内漏

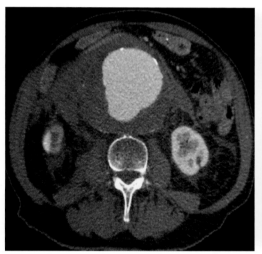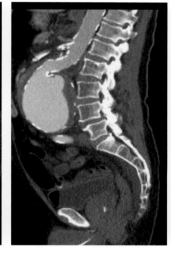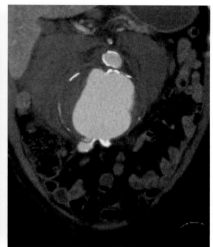

▲ 图 3-28　急诊 CT 提示腹主动脉瘤破裂

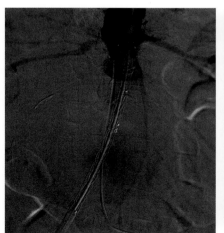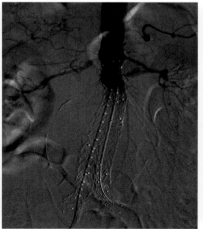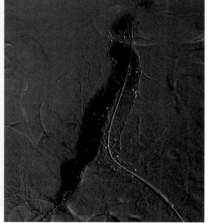

▲ 图 3-29　急诊 EVAR 术中细节，最终的术后血管造影可见支架释放满意，无内漏

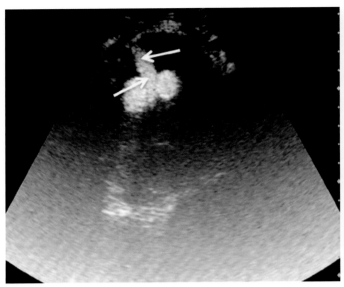
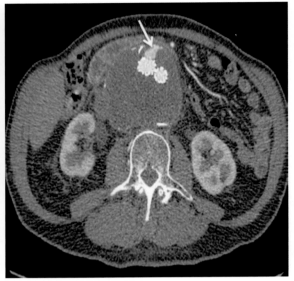

▲ 图 3-30　随访超声增强扫描和 CT 可见 Ⅱ 型内漏（箭）

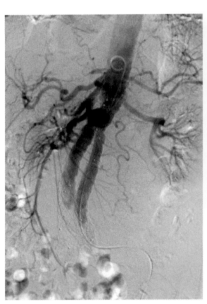
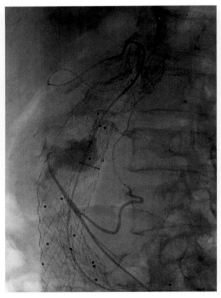
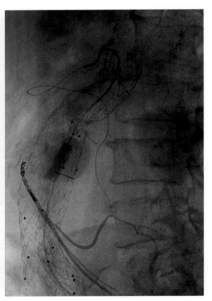

▲ 图 3-31　利用微弹簧圈栓塞 Ⅱ 型内漏

单侧髂动脉支架可能是更适合解剖形态的选择。这是一例腹主动脉瘤破裂行急诊 EVAR 手术的患者，患者在急性期即得到了有效治疗（图 3-35）。

病例 6

【临床特征和影像分析】

患者男性，68 岁，腹主动脉瘤，拟行 EVAR 手术，瘤径为 75mm。患者有缺血性心脏病和经皮冠状动脉介入治疗史。CT 显示腹主动脉瘤直径 75mm 且主髂动脉钙化明显。主动脉分叉处直径为 16mm（图 3-36）。瘤颈长 28mm，角度＜ 60°，主动脉肾下段直径为 22mm，决定置入主动脉 - 单侧髂动脉支架，然后从右股动脉到左股动脉行转流旁路移植术。

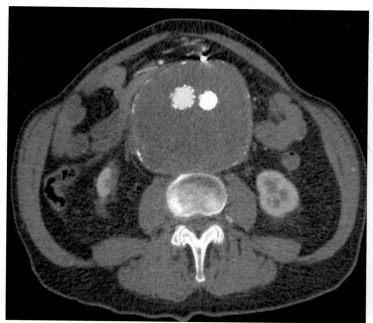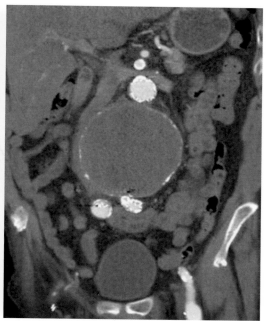

▲ 图 3-32　栓塞后随访 CT 显示效果令人满意，未见内漏

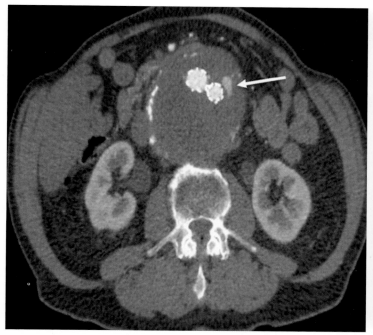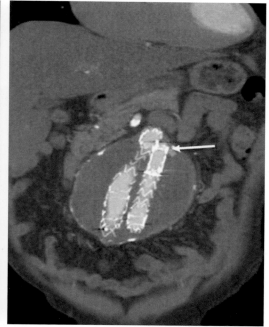

▲ 图 3-33　术后 1 年时随访 CT 可见一新的 Ⅲb 型内漏

【EVAR 支架置入方案及手术干预】

显露双侧股动脉，经右股动脉将直径为 25mm 的 Endurant 主动脉 – 单侧髂动脉支架推入并释放，髂支定位于右髂总动脉。血管造影显示无 Ⅰa 型内漏，球囊扩张后内漏消失（图 3-37）。然后行股 – 股动脉转流旁路移植术，患者于术后 7d 出院。

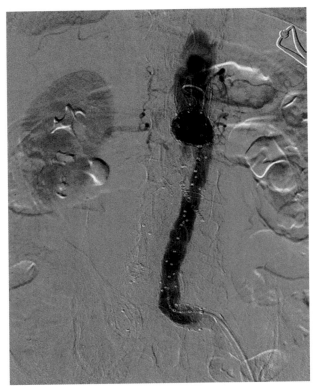

▲ 图 3-34　随访 CT

置入主动脉 - 单侧髂动脉支架，利用血管塞封堵右侧髂支，随后行股 - 股转流旁路移植术

【随访 CT 影像】

术后 3 个月时随访 CT 发现起自腰动脉的 II 型内漏，由于瘤径大小没有变化，因此未进行干预（图 3-38）。计划术后 1 年再次行随访 CT。

EVAR 术后 1 年随访 CT 显示 II 型内漏持续存在，瘤径扩大至 81mm（图 3-39），拟行栓塞术治疗内漏。

【二次干预】

经皮穿刺右股动脉，将 5Fr 反向弯曲导管推入右髂内动脉。将 Direxion 0.021 英寸的微导管同轴推进到瘤腔中，并使用 Nester 微弹簧圈（7 枚 8mm×14cm、8 枚 7mm×14cm、3 枚 3mm×7cm）和 Azur CX 微弹簧圈（3 枚 6mm×6cm 和 3 枚 5mm×4cm）进行栓塞（图 3-40）。

【再次随访 CT 影像】

栓塞术后 3 个月时随访增强 CT 未见内漏且腹主动脉瘤大小稳定（图 3-41）。1 年后随访影像学检查无异常，但在栓塞术后 2 年，患者因急性双

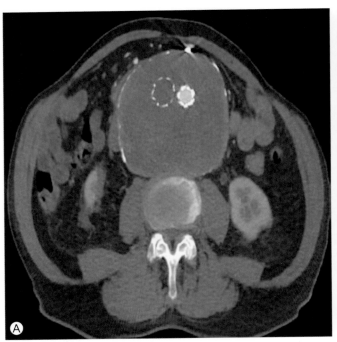
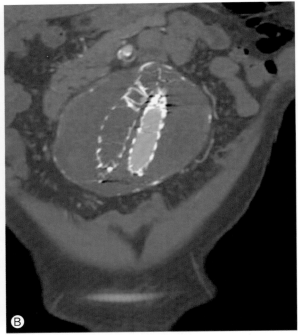

▲ 图 3-35　随访 CT 平扫（A 和 B）和超声增强扫描（C）显示了令人满意的结果，没有新的内漏，腹主动脉瘤的大小保持稳定，总随访期为 14 个月

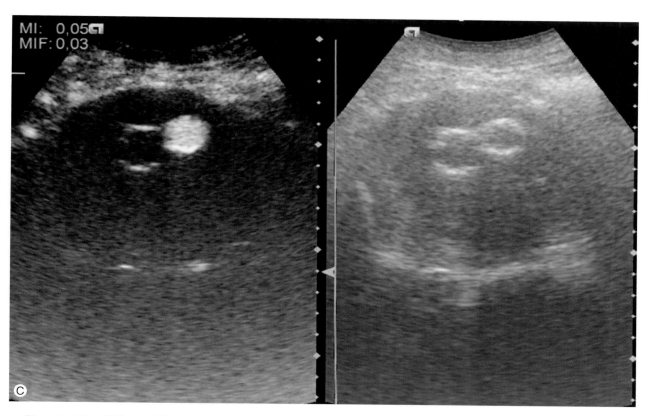

▲ 图 3-35（续）　随访 CT 平扫（**A** 和 **B**）和超声增强扫描（**C**）显示了令人满意的结果，没有新的内漏，腹主动脉瘤的大小保持稳定，总随访期为 14 个月

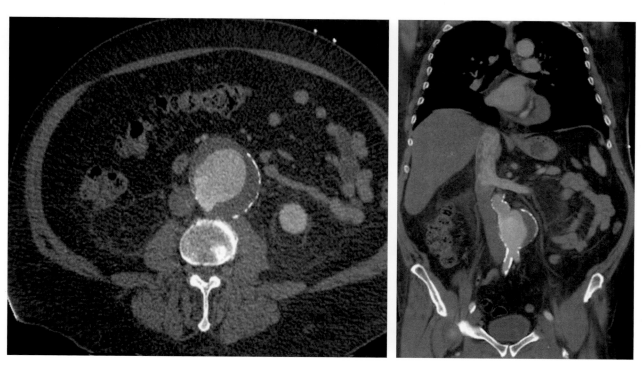

▲ 图 3-36　腹主动脉瘤直径为 **75mm**，主动脉分叉处可见狭窄和钙化

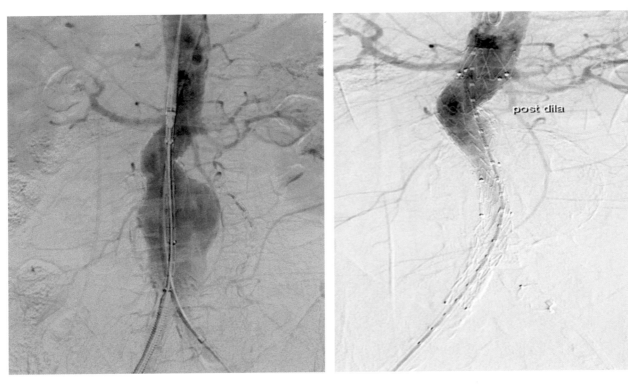

▲ 图 3-37　支架置入的细节，球囊扩张后未见 Ⅰ a 型内漏

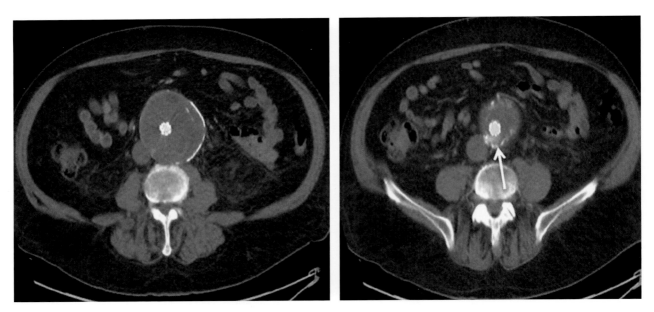

▲ 图 3-38　**EVAR 术后 3 个月时随访增强 CT 可见 Ⅱ 型内漏（箭），动脉瘤大小无变化**

下肢缺血症状入院。急诊 CT 显示支架移植物内血栓形成，主动脉和右下肢动脉闭塞，旁路血管内可见栓塞（图 3-42）。患者当天行腋 – 股动脉旁路移植术，随后行血栓切除术，结果令人满意。

【讨论】

EVAR 术后，导致瘤径每年增大超过 5mm 的

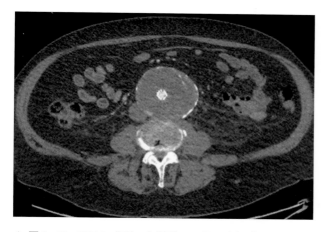

▲ 图 3-39　EVAR 术后 1 年随访 CT 显示瘤径增加至 81mm

Ⅱ型内漏需要治疗。用不同材料栓塞通常可以解决问题，但对同一患者进行多次干预并不罕见。

病例 7

【临床特征和影像分析】

患者老年男性，76 岁，偶然发现 AAA，直径为 55mm，拟行 EVAR 手术治疗。术前 CT 显示腹主动脉瘤颈直径为 24mm，长度为 26mm，并且成角＜ 60°（图 3-43），适合行 EVAR 手术。髂动脉无明显狭窄。

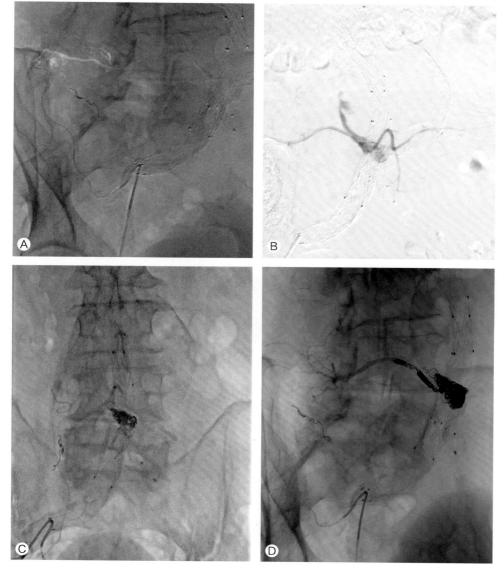

◀ 图 3-40　Ⅱ 型内漏栓塞的细节
A. 经髂腰动脉推进微导管；B. 血管造影显示内漏；C. 利用微弹簧圈栓塞；D. 最终的术后影像显示 Ⅱ 型内漏栓塞效果满意

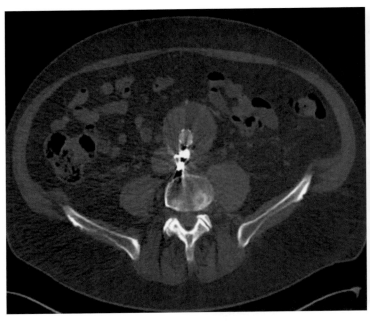
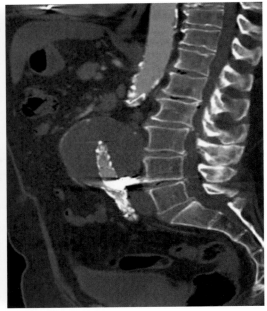

▲ 图 3-41 　栓塞术后 3 个月首次随访 CT 未见内漏

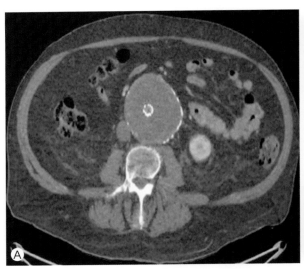
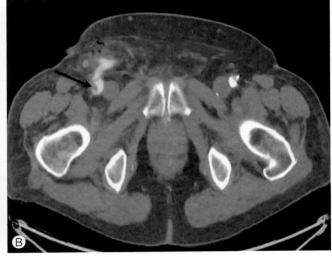

▲ 图 3-42 　A. 栓塞术后约 2 年的急诊 CT，显示覆膜支架内血栓形成；B. 注意手术取栓后右股动脉中的残余血栓（箭）

【EVAR 支架置入方案及手术干预】

外科手术显露右股动脉，然后经皮穿刺左股动脉，预置 ProGlide 缝合器。经右股动脉入路导入直径为 28mm 的 Endurant Ⅱ 支架，对侧支架通过左股动脉通路引入。术后血管造影显示支架置入良好，无内漏发生（图 3-44）。患者在 EVAR 术后 2 天出院。

【随访 CT 影像】

术后 3 个月时的随访 CT 显示 AAA 的直径为 55mm，肠系膜下动脉处有 Ⅱ 型内漏发生（图 3-45）。未见其他内漏。AAA 的大小没有改变，下一次的随访 CT 计划在 1 年后进行。

EVAR 术后 1 年的随访 CT 显示持续性 Ⅱ 型内漏，且 AAA 的直径增大至 60mm（图 3-46）。

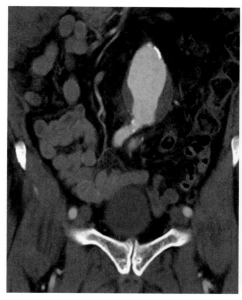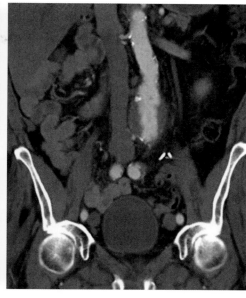

◀ 图 3-43　EVAR 术 前 CT 显示直径为 55mm 的腹主动脉瘤，适合腔内治疗

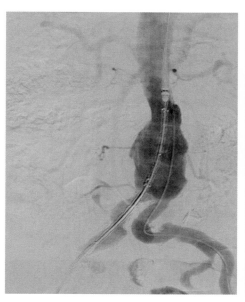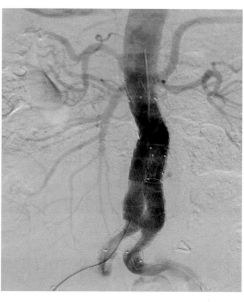

◀ 图 3-44　支架释放顺利

计划行动脉内漏栓塞术。

【二次干预】

经皮穿刺右股动脉，推入 5Fr 鞘。采用 5Fr 响尾蛇形导管进行超选肠系膜上动脉插管。交换 5Fr 椎动脉导管，进一步推进到左侧结肠动脉，再次导入 1 根与 Onyx 兼容的 Direxion 0.021 英寸微导管，并推送至腹主动脉瘤腔内（图 3-47）。再用二甲亚砜（DMSO）冲洗微导管，使用 Onyx 34 栓塞剂进行栓塞，但是患者疼痛剧烈，因此更换了新的微导管，并使用不同的 Nester 微弹簧圈完成了栓塞（图 3-48）（7 枚 10mm×14cm、7 枚 8mm×14cm、9 枚 6mm×14cm、5 枚 3mm×14cm）。

【讨论】

之前已经强调过内漏栓塞术的重要性。Onyx 栓塞剂是一种很好的栓塞材料，它和微弹簧圈的

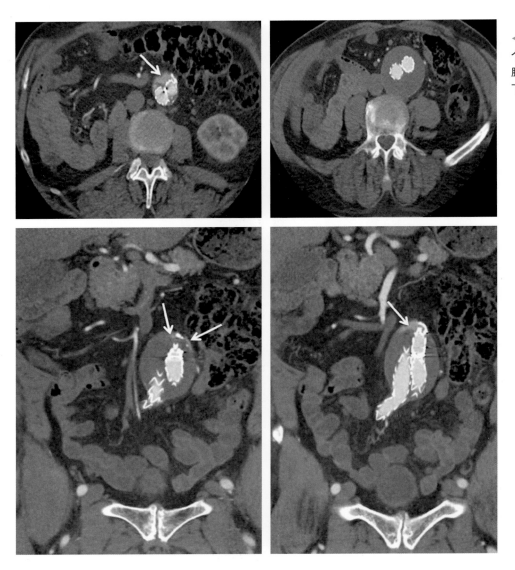

◀ 图 3-45　EVAR 术后 3 个月首次随访 CT 显示动脉瘤大小无变化，肠系膜下动脉有 II 型内漏（箭）

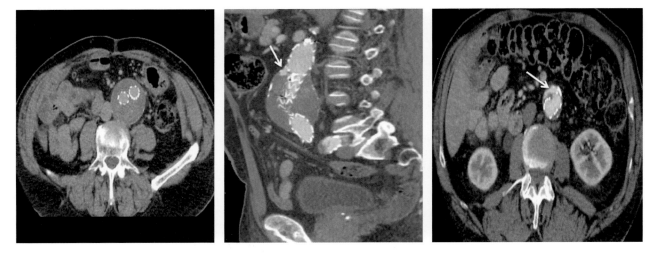

▲ 图 3-46　术后 1 年随访 CT 显示腹主动脉瘤径增大和持续型 II 型内漏（箭）

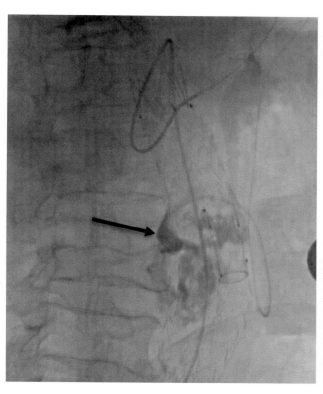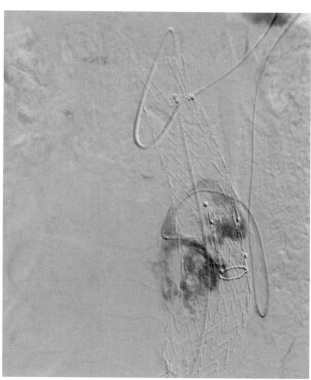

▲ 图 3-47　栓塞术细节
将微导管推入腹主动脉瘤腔并对内漏进行血管造影（箭）；患者在进行 Onyx 栓塞术时感到疼痛，所以停止了治疗

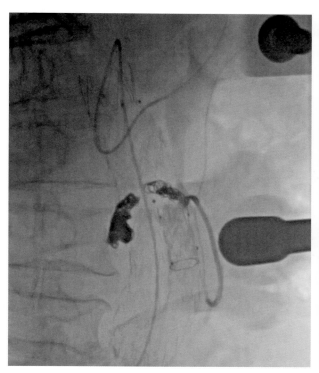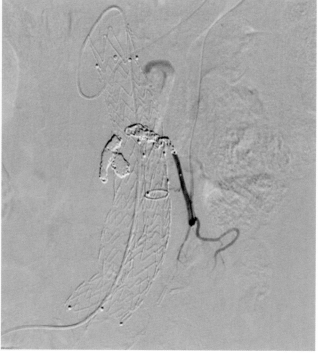

▲ 图 3-48　用微弹簧圈进行Ⅱ型内漏栓塞术后的最终术后影像

组合可能是最常用的。微弹簧圈可以单独使用，对内漏灶的栓塞足以获得良好的远期效果。应避免近端栓塞术，因为在长期随访中发现它没有解决内漏的问题。DMSO 对动脉内皮细胞有毒性，注射太快会引起疼痛，因此需要缓慢注射。在本案例中，注射太快导致的疼痛让患者感到非常不舒服。因此，决定改用微弹簧圈。

术后 3 个月时的随访超声增强扫描结果令人满意，无内漏发生，腹主动脉瘤的大小稳定（图 3-49）。总的随访期为 12 个月，腹主动脉瘤的大小保持稳定。

病例 8

【临床特征和影像分析】

患者，78 岁，CT 检查偶然发现腹主动脉瘤，瘤体直径 62mm，拟行 EVAR 治疗。主动脉瘤颈中线长度 21mm，肾动脉下方主动脉直径 24mm。左髂总动脉瘤直径约 26mm。右髂总动脉直径为

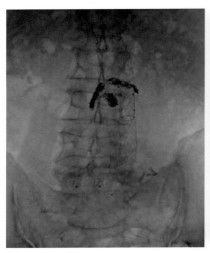
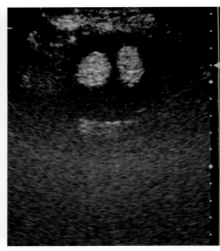
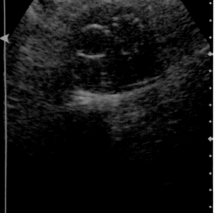

▲ 图 3-49 栓塞术后随访超声增强扫描，未见内漏

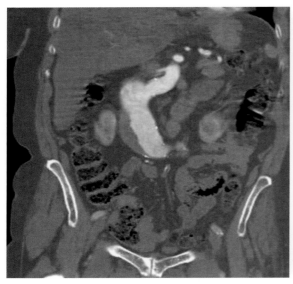
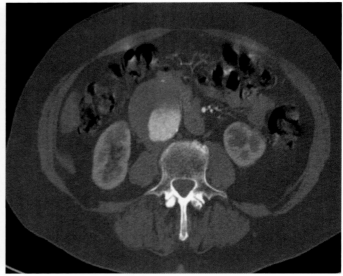

▲ 图 3-50 增强 CT 显示腹主动脉瘤径 62mm，高度成角

18mm（图 3-50）。

【EVAR 支架置入方案及手术干预】

外科显露双侧股动脉。支架主体直径 27mm、右侧髂支直径 20mm，经右股动脉推入并释放。弹簧圈封堵左髂内动脉后，经左股动脉入路置入髂支。左侧髂支直径为 12mm（图 3-51）。EVAR 术后 2 天，患者出院。

【随访 CT 影像】

术后第 3 个月，随访 CT 显示支架位置良好，无内漏。腹主动脉瘤的直径仍为 62mm（图 3-52），在接下来的 2 年随访中保持稳定。EVAR 术后第 3 年，随访 CT 显示 Ⅱ 型内漏，腹主动脉瘤增大至 67mm（图 3-53）。

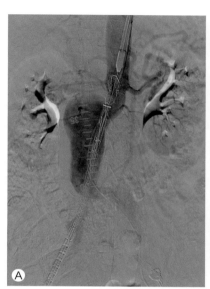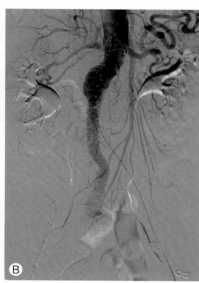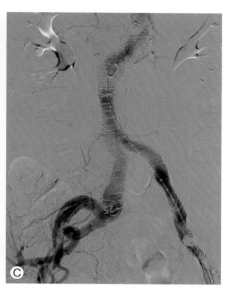

▲ 图 3-51　A 和 B. Aorfix 支架释放的血管造影；C. 最终术后血管造影显示支架位置良好，无内漏

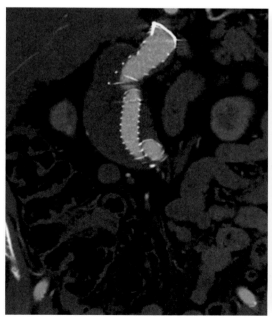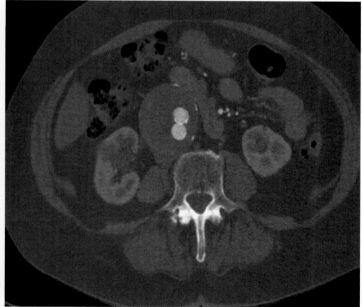

▲ 图 3-52　首次随访增强 CT 显示结果令人满意，腹主动脉瘤大小无改变

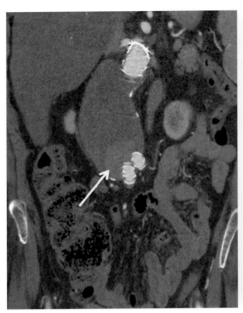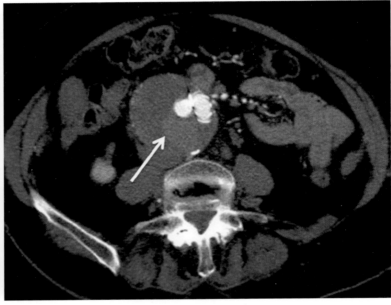

▲ 图 3-53　主动脉 EVAR 术后第 3 年，随访 CT 显示 II 型内漏（箭），瘤体增大

【二次干预】

采用经皮穿刺右股动脉通路。髂内动脉选择性造影显示 II 型内漏。由于髂腰动脉解剖扭曲，导致微导管无法通过（图 3-54）。计划 1 周后采用左肱动脉入路再次行介入手术。将 1 根 90cm 导引导管送入髂总动脉，诊断性导管置入髂内动脉，将 1 根 150cm 长的 Direxion 0.021 英寸微导管送入动脉瘤腔（图 3-55）。采用不同型号的 Nester 微弹簧圈（7 枚 3mm×14cm、5 枚 3mm×14cm 和 3 枚 4mm×14cm）进行栓塞。

【再次随访 CT 影像】

栓塞 3 个月后，腹主动脉瘤保持稳定，无新发内漏（图 3-56）。共随访 12 个月，最后一次随访影像显示无内漏，腹主动脉瘤大小稳定。

【讨论】

术后 2 年内随访，影像结果令人满意。EVAR 术后第 3 年，发现迟发 II 型内漏，强调了终身随访的重要性。II 型内漏导致腹主动脉瘤增大时，通常采用腔内治疗，很少行开放手术。多种入路技术（如经动脉、经腰或经腔静脉）、

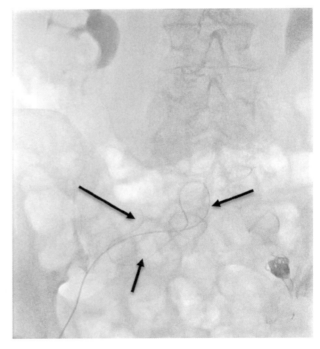

▲ 图 3-54　右股动脉入路，由于右髂腰动脉走行扭曲，微导管（箭）无法通过

材料（如微弹簧圈和液体栓塞材料）可供采用。微弹簧圈联合液体栓塞材料可能会取得最好的栓塞结果。

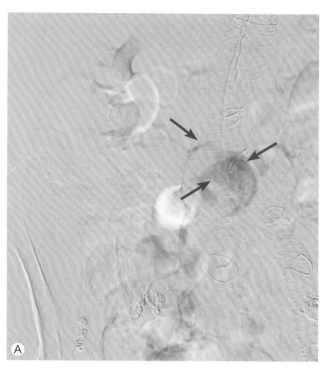 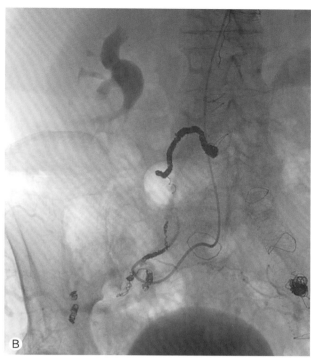

▲ 图 3–55　左肱动脉入路
A. 血管造影：腰动脉来源的多条流出道血管及内漏（箭）；B. 微弹簧圈栓塞后的影像

病例 9

【临床特征和影像分析】

患者，75 岁，因体检发现腹主动脉瘤，直径 61mm，行 EVAR 术（图 3–57）。

【EVAR 支架置入方案及手术干预】

增强 CT 检查显示解剖结构适合行 EVAR 治疗（图 3–57）。瘤颈直径 31mm，长度 28mm，没有血栓、钙化或成角。双侧髂总动脉直径 14mm，

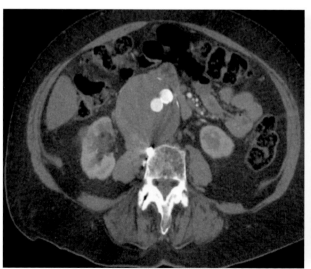 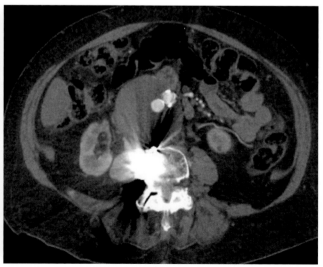

▲ 图 3–56　栓塞后 3 个月随访增强 CT 显示结果良好，无内漏

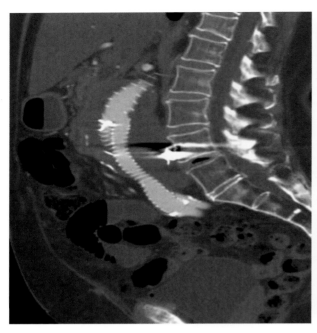
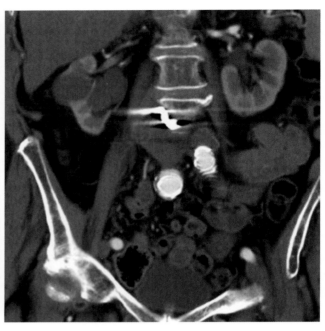

▲ 图 3-56（续）　栓塞后 3 个月随访增强 CT 显示结果良好，无内漏

无狭窄。手术切开显露右股动脉，经皮穿刺左股动脉并预置 ProGlide 缝合器。术中顺利置入 1 枚直径 36mm 的 Endurant Ⅱ 分叉支架，双侧髂动脉各置入 1 枚直径 16mm 的髂支。最终的术后血管造影显示支架在位良好，无 Ⅰ 型及 Ⅲ 型内漏。存在腰动脉来源的 Ⅱ 型内漏（图 3-58）。患者无止血问题，于 2 天后出院。

【随访 CT 影像】

术后 3 个月时增强 CT 示支架在位良好，腹主动脉瘤尺寸无变化（61mm），Ⅱ 型内漏仍存在（图 3-59）。EVAR 术后 1 年超声增强扫描示腹主动脉瘤尺寸无变化，Ⅱ 型内漏持续。术后 2 年复查超声增强扫描示腹主动脉瘤直径增大至 70mm（图 3-60）。计划对患者行髂动脉栓塞术。

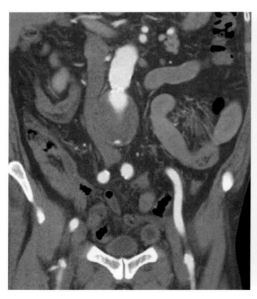
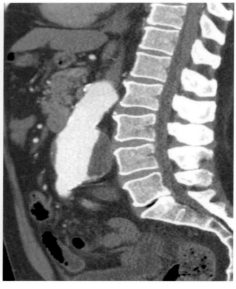

◀ 图 3-57　增强 CT 显示 61mm 的腹主动脉瘤

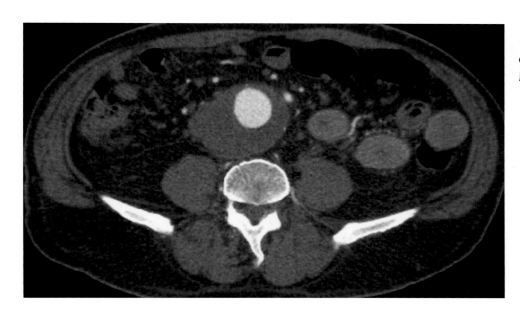

◀ 图 3-57（续） 增强 CT 显示 61mm 的腹主动脉瘤

【二次干预】

经皮穿刺双侧股动脉，腹主动脉造影显示无Ⅰ型或Ⅲ型内漏（图 3-61）。由于髂腰动脉扭曲，无法经右髂内动脉进行选择性内漏造影。使用 Direxion 0.021 英寸微导管经左髂内动脉、髂腰动脉进入瘤腔（图 3-62）。随后使用 2 枚 Concerto 微弹簧圈（14mm×30cm）、3 枚 Azur CX 18 微弹簧圈（15mm×15cm、12mm×15cm、

10mm×15cm 各一枚）和 8 枚 Nester 微弹簧圈（8mm×14cm）栓塞，最后使用 1.5ml Onyx 栓塞剂封堵（图 3-63）。

由于术中无法将微导管经股动脉送入肠系膜下动脉进而进入腹主动脉瘤腔，因此计划 1 周后通过左肱动脉入路进行第二次尝试。将 1 根 5Fr 多用途导管推进到肠系膜上动脉，随后使用 1 根 150cm 长的 Progreat 0.024 英寸微导管经 Riolan

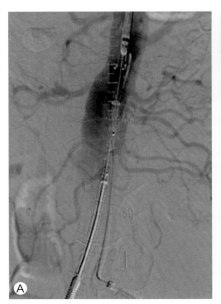
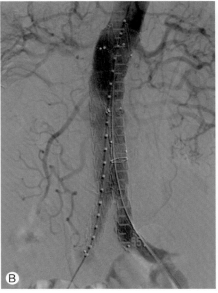
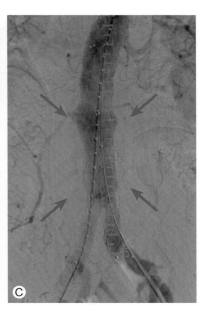

▲ 图 3-58　A 和 B. 支架释放的细节；C. 最终的术后血管造影显示支架在位良好，数个腰动脉反流形成内漏（箭）

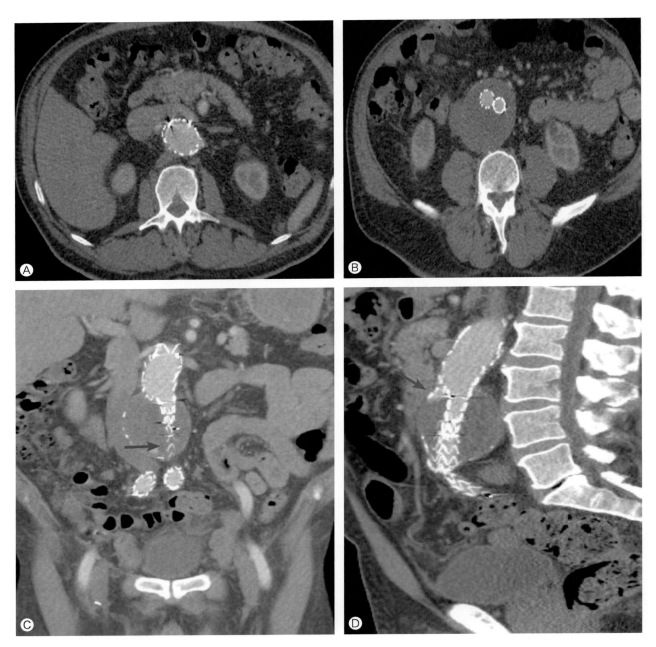

▲ 图 3-59　主动脉 EVAR 术后 3 个月时随访 CT 示腰动脉（C，箭）和肠系膜下动脉（D，箭）Ⅱ型内漏，动脉瘤尺寸无变化

动脉弓进入腹主动脉瘤腔。使用 Nester 微弹簧圈（3 枚 5mm×14cm 和 6 枚 3mm×14cm）进行栓塞（图 3-64）。

栓塞后 3 个月行超声增强扫描示腹主动脉瘤直径增大至 71mm，Ⅱ型内漏仍存在（图 3-65）。

计划进行第 3 次栓塞手术。通过右股动脉入路血管造影显示Ⅱ型内漏，其供血来自多支血管

反流。这次将微导管推进到腹主动脉瘤腔中，并使用 3 枚 3mm×14cm 的 Nester 微弹簧圈和 3 枚 3mm×3.3cm 的 VortX Diamond 微弹簧圈（Boston Scientific）进行栓塞（图 3-66）。

第三次栓塞 7 个月后，患者因腹主动脉瘤破裂并低血容量性休克入院。急查 CT 可见新发 Ⅰ a 型内漏和破裂的腹主动脉瘤（图 3-67）。急诊行

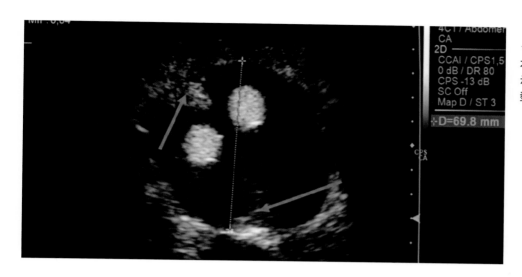

◀ 图 3-60　主动脉 EVAR 术后 2 年，超声增强扫描显示腹主动脉瘤尺寸增大，Ⅱ型内漏仍存在（箭）

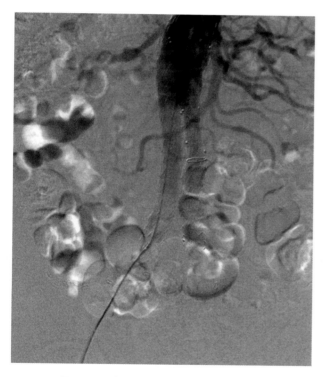

▲ 图 3-61　腹主动脉造影示无Ⅰ型或Ⅲ型内漏

EVAR 手术。

使用右股动脉穿刺入路并预置 2 枚 ProGlide 缝合器。由于血流动力学不稳定，选择经 45cm 长 的 Flexor 12Fr 鞘（Cook Medical）引 入 1 枚 Reliant 主动脉阻断球囊（Medtronic Vascular）临时阻断主动脉。左肱动脉置入 90cm 长鞘（Terumo

Interventional Systems）送入降主动脉。左肾动脉置入 1 枚 7mm×27mm 的 Bentley 支架（Bentley Innomed，Hechingen，Germany），并通过右股动脉置入 1 枚 36mm×49mm 的 Endurant 主动脉支架延长支，支架置入后同时予以扩张，团注 3000U 肝素。术后血管造影显示主动脉支架延长支及左肾动脉烟囱支架位置良好，无内漏（图 3-68）。撤出所有器械后无出血。

【讨论】

迟发或持续性Ⅱ型内漏可导致腹主动脉瘤扩大，其中最主要的风险是腹主动脉瘤破裂，但很少发生。Ⅱ型内漏的治疗选择及治疗药物，目前仍然没有真正的共识。大多数临床医师选择在腹主动脉瘤增大超过 5mm 或 10mm 时治疗Ⅱ型内漏。另一个问题如本例所示，即在中长期随访期间，持续性Ⅱ型内漏诱发Ⅰa 型内漏。EVAR 或开放手术后主动脉瘤颈退变是一个众所周知的过程。来自Ⅱ型内漏的压力可能很高（几乎是全身性的），显然它可以加速Ⅰ型内漏的发生并影响密封区域。联合使用液体栓塞材料和微弹簧圈进行栓塞可能效果最好，手术目标是闭塞内漏的所有来源，包括流入、流出血管，以及内漏病灶。单独使用微弹簧圈可以暂时解决问题，但如果内漏

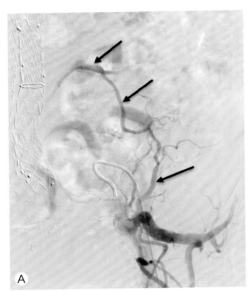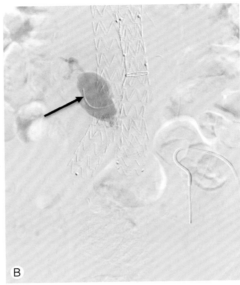

◀ 图 3-62　**A.** 左髂内动脉和髂腰动脉造影（箭）；**B.** 将微导管推入腹主动脉瘤腔，箭指示内漏

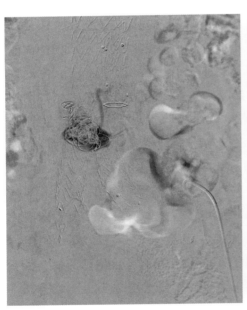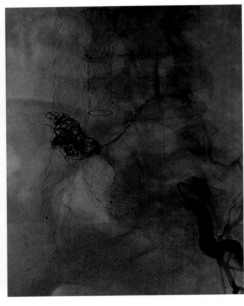

◀ 图 3-63　使用微弹簧圈和 **Onyx 34** 组织胶栓塞内漏

来源并未被全部栓塞，其复发的风险很高。

病例 10

【临床特征和影像分析】

患者男性，81 岁，偶然发现腹主动脉瘤，直径为 55mm，拟行 EVAR 治疗（图 3-69）。患者相关并发症包括高血压和缺血性心脏病冠状动脉支架置入术后状态，左心室射血分数为 35%。

【EVAR 支架置入方案及手术干预】

动脉瘤颈有部分钙化，但无明显成角。瘤颈长 27mm，直径 24mm，髂动脉直径为 14mm，无狭窄。手术切开显露两侧股动脉，给予 5000U 肝素。经 180cm 长的 Lunderquist 超硬导丝送入直径为 26mm 的 Excluder 分叉支架（W. L. Gore and Associates，Flagstaff，AZ，USA）并顺利释放。两个髂支的直径均为 16mm。最终的术后血管造

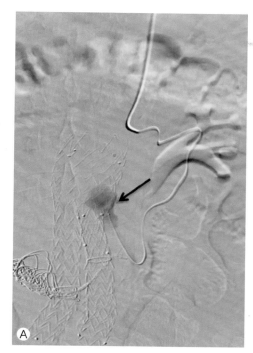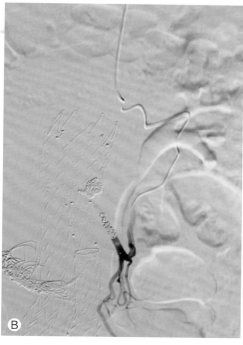

◀ 图 3-64　**左肱动脉入路**
A. 通过微导管进行内漏血管造影（箭）；B. 栓塞后血管造影

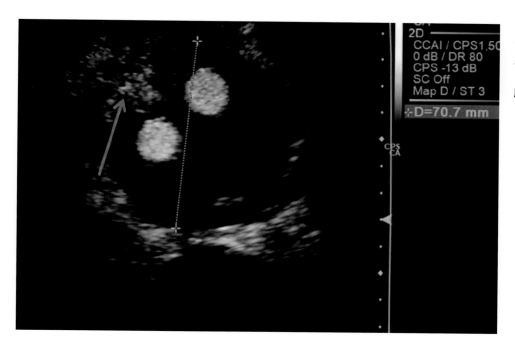

◀ 图 3-65　**栓塞后 3 个月行随访超声增强扫描示Ⅱ型内漏（箭）仍存在，腹主动脉瘤尺寸增大**

影显示支架位置良好且无内漏（图 3-70）。患者在 EVAR 术后 2d 出院，无并发症。

【随访 CT 影像】

3 个月时随访 CT 显示腹主动脉瘤直径为 55mm 并出现腰动脉和肠系膜下动脉的Ⅱ型内漏

（图 3-71），动脉瘤的大小无变化，计划 1 年后再次随访成像。

【再次随访 CT 影像】

EVAR 术后 1 年半时随访 CT 显示腹主动脉瘤直径增加至 60mm，并出现持续性内漏（图 3-72）。

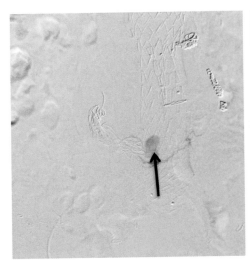
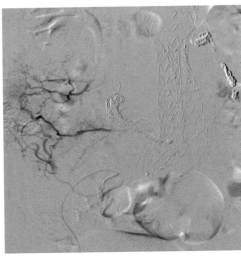

◀ 图 3-66　右股动脉入路对 Ⅱ 型内漏（箭）进行第三次栓塞

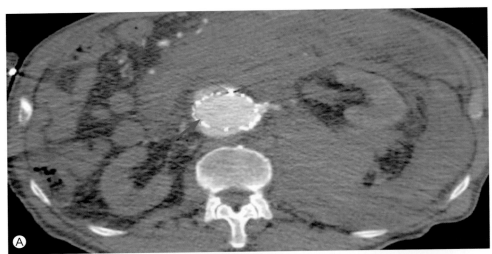

◀ 图 3-67　第三次栓塞术后 7 个月，急诊 CT 可见由于瘤颈退变导致新发 Ⅰa 型内漏（箭）和破裂的腹主动脉瘤，可见对比剂明显外溢（B，箭）

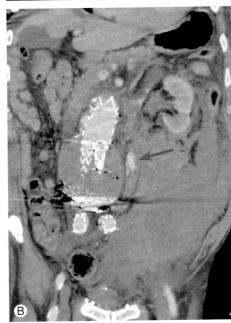
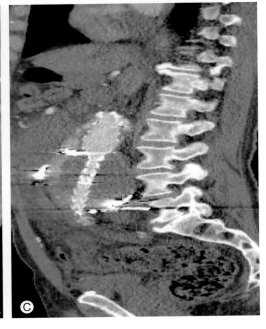

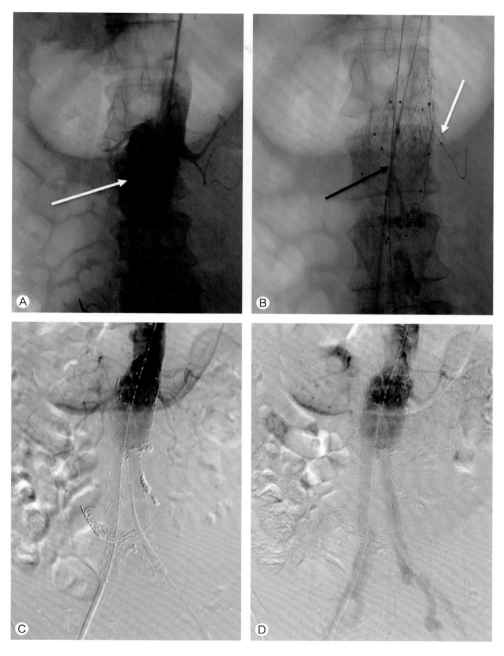

◄ 图 3-68　急诊主动脉
EVAR
A. 送入主动脉阻断球囊
（箭）；B. 置入主动脉支架延
长支（黑箭）和左肾动脉烟
囱支架（白箭）；C 和 D. 血
管造影早期和晚期时相均显
示无内漏

【二次干预】

在局部麻醉下建立双侧股动脉通路。左股动脉通路无法通过微导管。通过右股动脉通路，在髂内动脉内放置 1 根 5Fr 反向弯曲诊断性导管。使用 1 根 Direxion 0.021 英寸的微导管通过髂腰动脉进入腹主动脉瘤腔内（图 3-73），并使用 Nester 微弹簧圈（11 枚 10mm×14cm、6 枚 8mm×14cm、7 枚 5mm×14cm 和 8 枚 3mm×

14cm）进行栓塞（图 3-74）。将另一根 5Fr 诊断性导管推进肠系膜上动脉，并将 1 根微导管通过 Riolan 动脉弓推入肠系膜下动脉，并进入腹主动脉瘤瘤腔内。使用 7 枚 3mm×14cm 的 Nester 微弹簧圈进行栓塞（图 3-75）。

【二次干预后随访 CT 影像】

栓塞 1 年后随访 CT 显示腹主动脉瘤直径增加至 73mm，可能是Ⅱ型内漏导致的（图 3-76）。

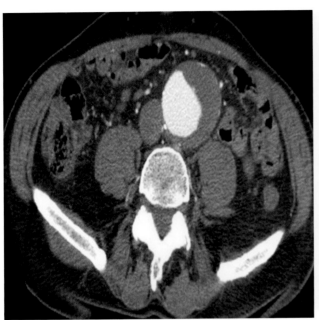
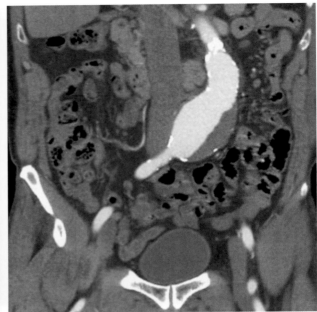

▲ 图 3-69　增强 CT 显示腹主动脉瘤直径为 55mm，解剖结构适合行腔内修复

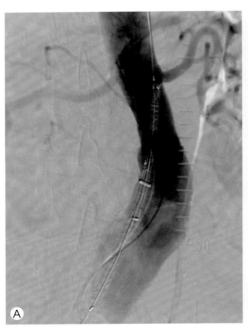
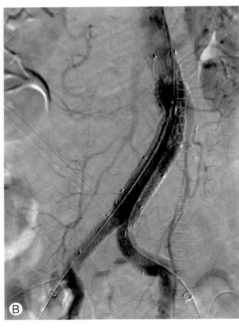

◀ 图 3-70　**EVAR 的细节**
A. 推入支架；B. 术后血管造影显示支架释放良好且无内漏

所有通向动脉瘤腔的通路都已经被阻断，采用经腰或经腹入路可能是血管腔内治疗的唯一方法。经腹入路可能导致肠道损伤和感染，因此经腰入路更安全。使用 15cm 长的 21G 穿刺针在 CT 引导下穿刺动脉瘤，并进行再次干预（图

3-77）。在确认针的位置后，在动脉瘤内放置了 3 枚 3mm×7cm 的 Nester 微弹簧圈，然后用 2000U 凝血酶栓塞。拔针后复查 CT 未见血肿。患者于当天出院。CT 引导下栓塞 3 个月后，复查无内漏，腹主动脉瘤大小稳定。最后一次栓塞后的总随访

期为 9 个月（图 3-78 和图 3-79）。

【讨论】

本病例的 Ⅱ 型内漏治疗非常具有挑战性。尽管最初栓塞效果良好，但仍有可能再次发生内漏。然而，最初的微弹簧圈栓塞是不够的，没有封堵内漏的所有部分（流入血管、流出血管和内漏病灶）。在第一次栓塞时，只有部分复杂的内漏被栓塞，导致内漏复发。使用液体栓塞剂比单独使用微弹簧圈可能会取得更好的结果。当其他血管存在问题时，有时需要进行多次干预。在某些情况下，所有血管腔内治疗都失败了，开放手术则是唯一的选择。

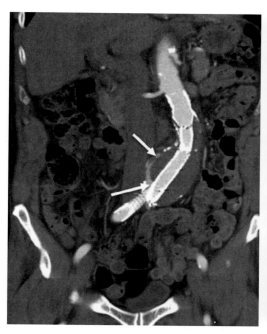
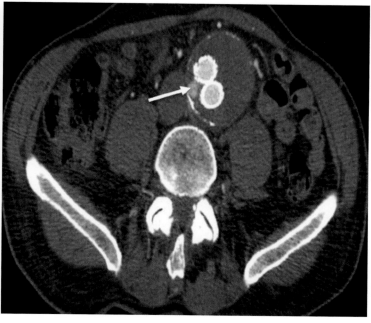

▲ 图 3-71　3 个月时随访增强 CT 显示腰动脉有 Ⅱ 型内漏（箭），腹主动脉瘤的直径无变化

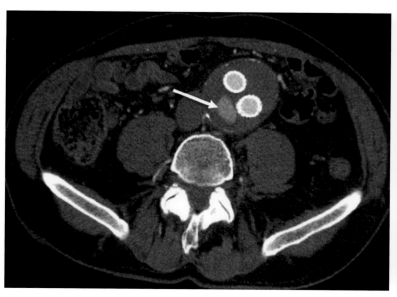
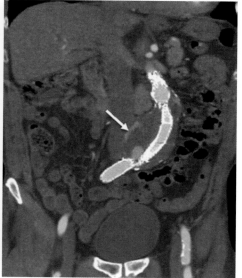

▲ 图 3-72　EVAR 术后 1 年半随访 CT 显示腹主动脉瘤直径增加并出现腰动脉 Ⅱ 型内漏（箭）

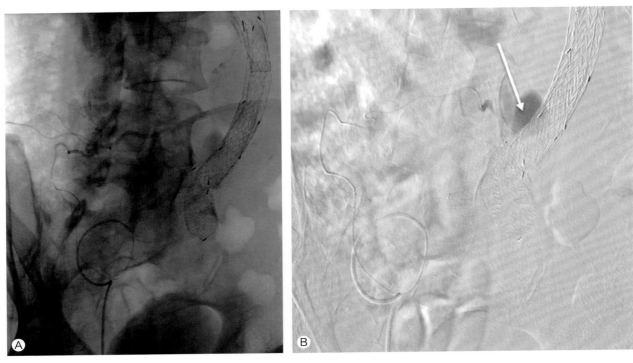

▲ 图 3-73　**左股动脉入路**
将微导管推入髂腰动脉，血管造影显示内漏位置（箭）

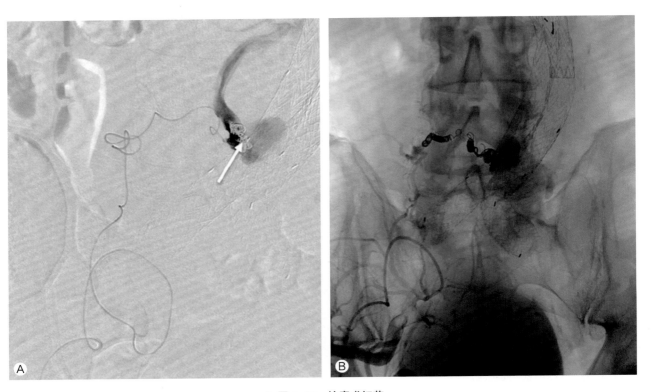

▲ 图 3-74　**栓塞术细节**
A. 第 1 个微型弹簧圈栓塞在内漏病灶中（箭）；B. 栓塞后的最终术后影像

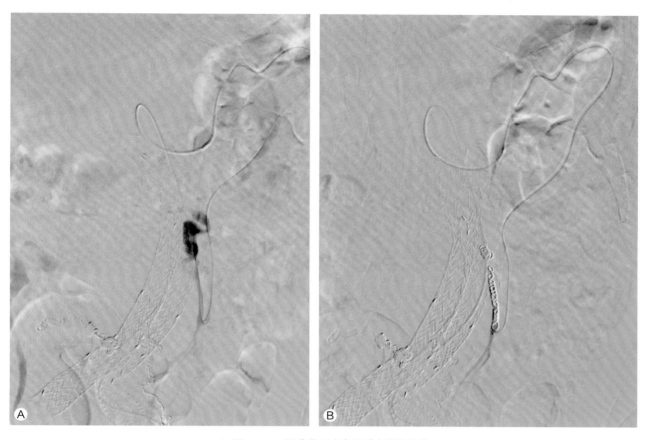

▲ 图 3-75　肠系膜下动脉Ⅱ型内漏的栓塞
A. 微导管通过 Riolan 动脉弓进入腹主动脉瘤腔内；B. 栓塞术后的影像

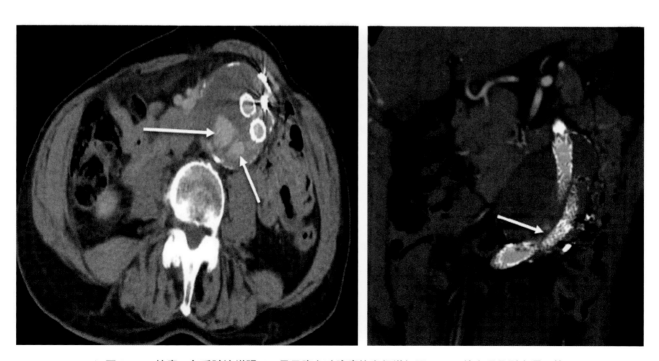

▲ 图 3-76　栓塞 1 年后随访增强 CT 显示腹主动脉瘤的直径增加至 73mm 并出现Ⅱ型内漏（箭）

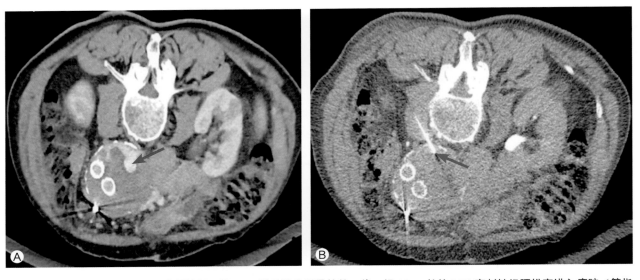

▲ 图 3-77　**A.** 穿刺前 CT 显示内漏位置（箭）；**B.** 借助针头引导软件，将 1 根 15cm 长的 21G 穿刺针经腰椎旁进入瘤腔（箭指向腹主动脉瘤腔内的针尖）

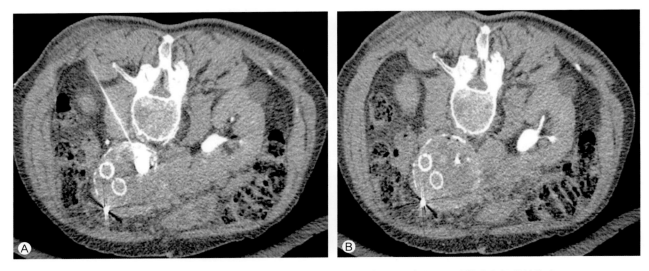

▲ 图 3-78　**A.** 确认针已进入内漏；**B.** 拔出穿刺针后复查 CT，未发现血肿等出血相关并发症

病例 11

【临床特征和影像分析】

患者，75 岁，无意中发现直径为 55mm 的腹主动脉瘤，拟行 EVAR 术（图 3-80）。

【EVAR 支架置入方案及手术干预】

术前 CT 提示肾动脉下缘主动脉直径为 28mm。瘤颈直，无明显成角，无钙化或血栓。右髂总动脉直径 17mm，长 20mm；左髂总动脉直径

14mm，长 56mm（图 3-81）。术前已告知患者：因右髂总动脉长度短，术中该侧若有 I b 型内漏则需栓塞右髂内动脉。手术时切开显露右股动脉，注射 5000U 肝素后导入 32mm Endurant Ⅱ 分叉支架，平稳释放；在髂支分叉附近释放 1 枚 20mm 的同侧分支。左侧导入长 124mm、直径 16mm 的髂腿支架，顺利释放（图 3-82）。最终的术后影像显示支架位置良好，无内漏。右侧明确无 I b

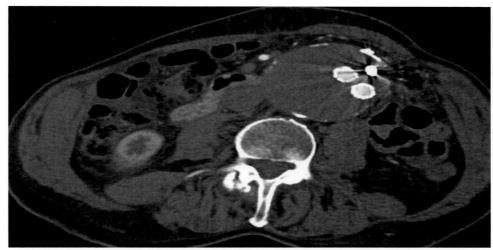

◀ 图 3–79　最后一次栓塞 3 个月后随访增强 CT 显示无内漏

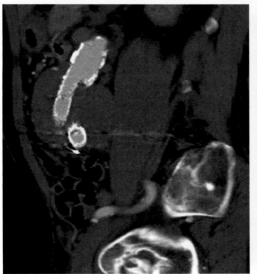
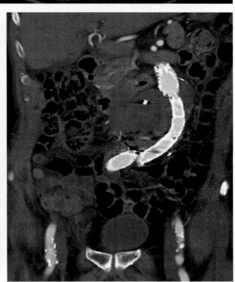

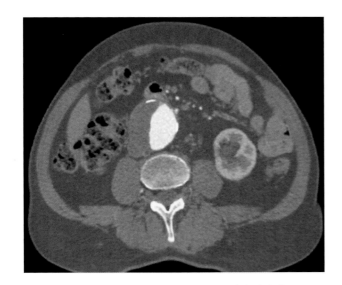

▲ 图 3–80　增强 CT 显示 55mm 腹主动脉瘤

型内漏（图 3–82）。患者术后 2 天出院。

【随访 CT 影像】

术后 3 个月时随访 CTA 提示支架位置良好，瘤体直径无变化（55mm）。可见腰动脉与肠系膜下动脉来源的Ⅱ型内漏（图 3–83），因瘤体直径无变化，故暂予观察。下一次影像学随访安排在术后 1 年进行。随后的两次随访影像显示内漏同前，瘤体直径无变化。EVAR 术后第 3 年，超声扫描见显著Ⅱ型内漏（图 3–84），瘤体增大。增强 CTA 提示瘤体直径增大至 66mm，可见源自肠系膜下动脉的明显内漏（图 3–85）。遂为患者安排经动脉栓塞Ⅱ型内漏。

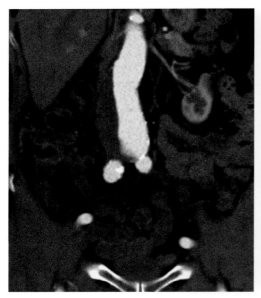
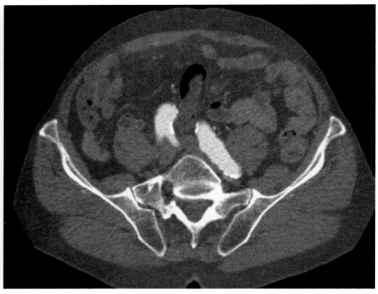

▲ 图 3-81　解剖条件适合行 EVAR 手术，瘤颈无成角，无显著钙化或血栓

【二次干预】

经皮穿刺右股动脉，将 5Fr 响尾蛇形导管置入肠系膜上动脉开口（图 3-86）。血管造影可见源自肠系膜下动脉的明显 Ⅱ 型内漏。由于肠系膜上动脉分支细小，经反复尝试，微导管从肠系膜上动脉下行至肠系膜下动脉均告失败。术中见右侧髂腿支架少许近端移位，为防止出现 Ⅰb 型内

漏，先行右髂内动脉栓塞，然后于右侧置入 1 枚 16mm×12mm×82mm 髂支。ProGlide 闭合穿刺口。次日，从左肱动脉入路，但经尝试仍无法以微导管进入瘤囊。故拟行 CT 引导下内漏栓塞。CT 引导 15cm 长的 21G 针沿准确、适宜路径进行穿刺栓塞，避免并发症。当针尖进入腹主动脉瘤体后，注入对比剂明确内漏情况。以盐水冲洗后，

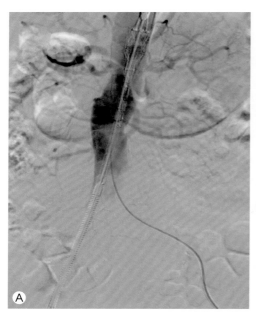
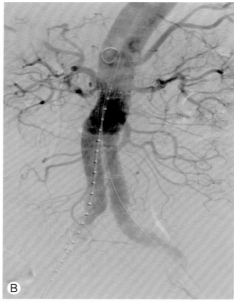

◀ 图 3-82　EVAR 的细节
A. 推入支架；B. 支架于肾动脉下缘准确释放，无内漏

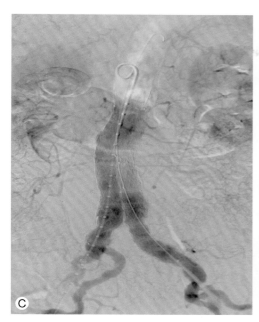

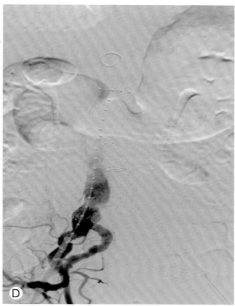

◀ 图 3-82（续） **EVAR**
的细节
C 和 D. 延迟期血管造影确
认右侧无Ⅰb型内漏，右髂
内动脉通畅

导入 2 枚 3mm×14cm Nester 微弹簧圈，并注入
2ml 人 凝 血 酶（Mallinckrodt Pharmaceuticals）。
接 着 再 导 入 5 枚 3mm×14cm 微 弹 簧 圈、6 枚
4mm×14cm 微弹簧圈和 6 枚 5mm×14cm 微弹簧
圈。完成手术后当天稍晚时候患者出院。术后 3
个月复查 CT 示腰动脉仍有内漏，暂予观察。至
术后 1 年复查，瘤囊保持稳定（图 3-87 和图 3-88）。

【讨论】

CT 引导下内漏栓塞是一种简便安全的治疗
方法，在经动脉栓塞失败时可放心选用。CT 引
导下栓塞的主要潜在问题是从检查室转运至手
术室的过程中可能造成污染。因此，穿刺选用 21G
穿刺针完成栓塞，不转运患者。选择栓塞材料亦
十分重要，使用液体栓塞材料多可完成内漏栓

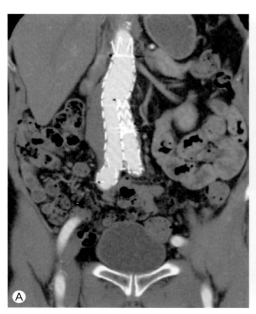

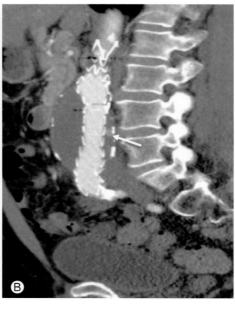

◀ 图 3-83 **随访 CT 影像**
A. 3 个月时随访 CT 提示支
架位置良好，瘤体直径无变
化（55mm）；B. 腰动脉Ⅱ型
内漏（箭）

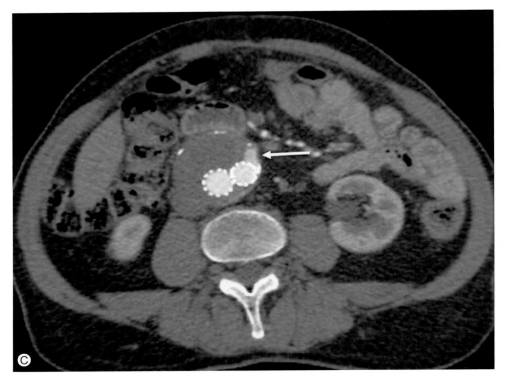

◀ 图 3-83（续） 随访 CT
影像
C. 肠系膜下动脉 Ⅱ 型内漏
（箭）；暂予观察

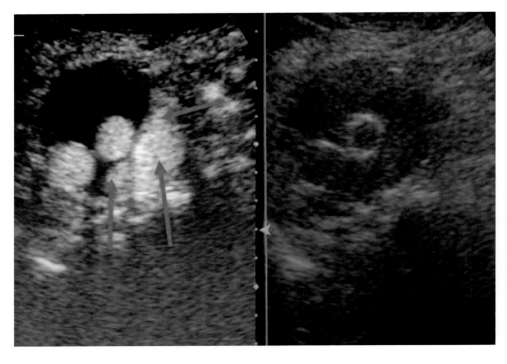

◀ 图 3-84　EVAR 术后第
3 年随访超声增强扫描提
示显著 Ⅱ 型内漏（箭）

塞。笔者发现人凝血酶结合微弹簧圈是一种良好的栓塞方法，本例若单用凝血酶，用量可能会多于 2ml。如今利用现代设备可行旋转动脉造影，重建 CT 图像，结合软件引导穿刺进针，使得从 CT 室转运至介入手术室的相关问题已经不再是困扰。

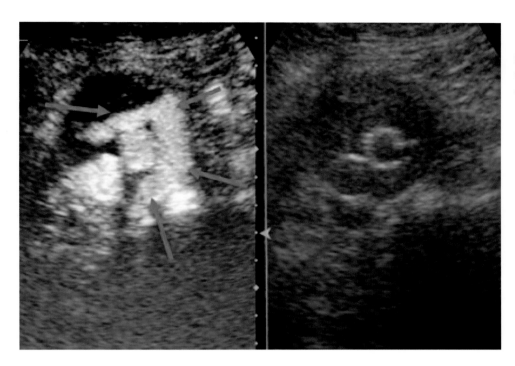

◀ 图 3-84（续）　EVAR 术后第 3 年随访超声增强扫描提示显著Ⅱ型内漏（箭）

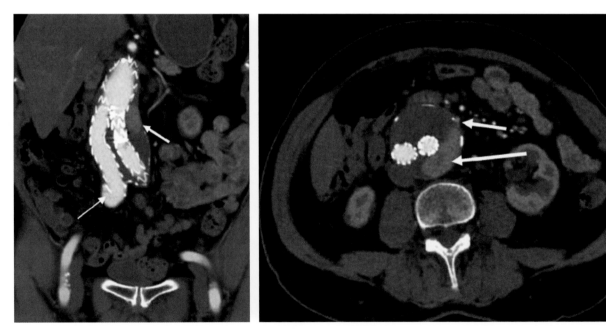

▲ 图 3-85　第 3 年时的随访 CT 显示肠系膜下动脉有明显的Ⅱ型内漏（粗箭），细箭指向右侧髂支向近端迁移和一个弥散的Ⅰb 型内漏

病例 12

【临床特征和影像分析】

患者男性，74 岁，因直径为 78mm（图 3-89）症状性腹主动脉瘤考虑行 EVAR 治疗。既往史包括慢性阻塞性肺疾病及脑缺血病史。

【EVAR 支架置入方案及手术干预】

瘤颈呈锥形，直径差可达 4mm。近端瘤颈直径 24mm，远端瘤颈直径 28mm，瘤颈长度

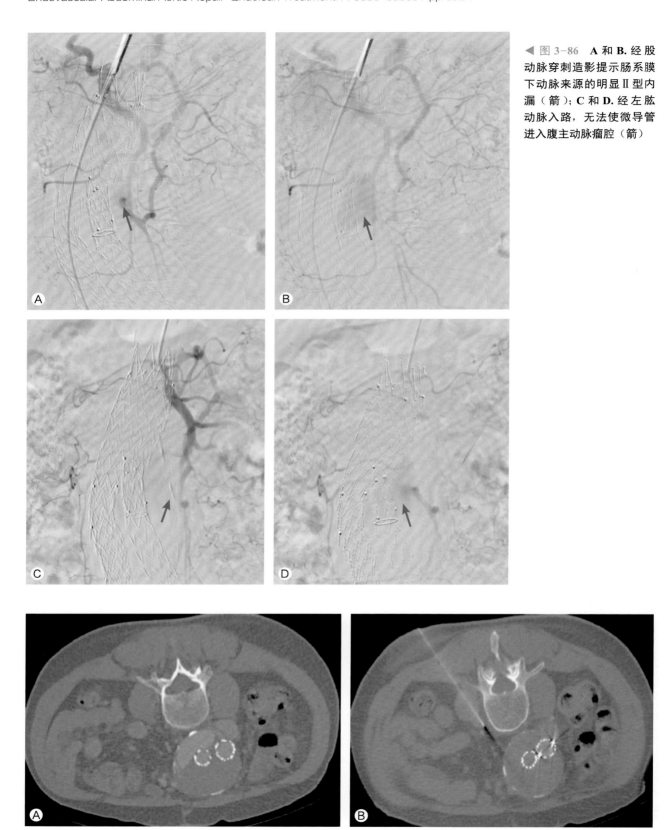

► 图 3-86　**A** 和 **B.** 经股动脉穿刺造影提示肠系膜下动脉来源的明显 Ⅱ 型内漏（箭）；**C** 和 **D.** 经左肱动脉入路，无法使微导管进入腹主动脉瘤腔（箭）

▲ 图 3-87　**A** 至 **C.** CT 引导下以 **15cm** 长的 **21G** 针进行穿刺栓塞；**D.** 血管造影显示内漏处；**E.** 微弹簧圈与凝血酶进行栓塞后 **CT** 复查；明确出针后无出血发生

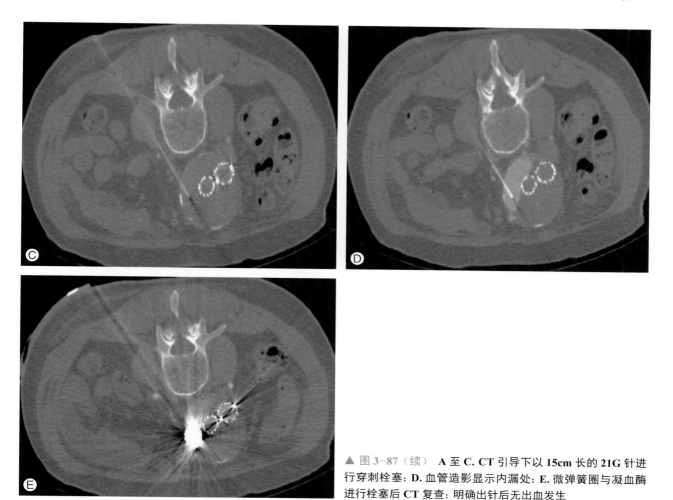

▲ 图 3-87（续）　**A** 至 **C. CT** 引导下以 **15cm** 长的 **21G** 针进行穿刺栓塞；**D.** 血管造影显示内漏处；**E.** 微弹簧圈与凝血酶进行栓塞后 **CT** 复查；明确出针后无出血发生

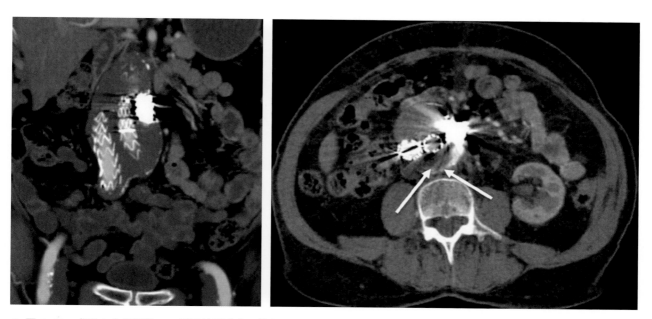

▲ 图 3-88　术后 **3** 个月随访 **CT** 提示效果满意，箭指示处仍可见腰动脉来源的 Ⅱ 型内漏，直至术后 **1** 年随诊，腹主动脉瘤直径稳定

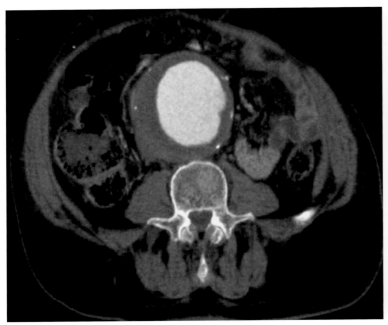
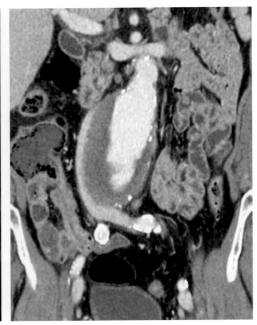

▲ 图 3-89　增强 CT 提示直径为 78mm 症状性腹主动脉瘤

12mm。因患者为症状性腹主动脉瘤，不宜选择需要等待定制的开窗支架，故使用 Ovation 双肾动脉烟囱支架（Endologix，Irvine，CA，USA）来治疗此例患者。术中团注 5000U 肝素。

双侧肱动脉经皮穿刺入路分别将 90cm 长的 6Fr Flexor 鞘管推入双肾动脉。然后通过鞘管再各

将 1 枚 7mm×28mm 的 Bentley 支架推入双肾动脉。切开显露右股动脉，左股动脉经皮穿刺并预埋 ProGlide 缝合器。导入并释放直径为 34mm 的 Ovation 支架，同时释放肾动脉烟囱支架（图 3-90）。双侧髂支支架直径均为 16mm，释放于髂总动脉。因左侧髂支支架置入后效果欠佳，遂置入 1 枚

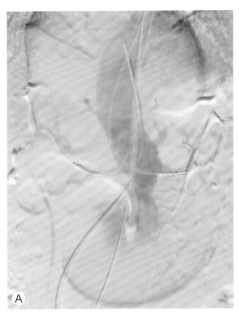
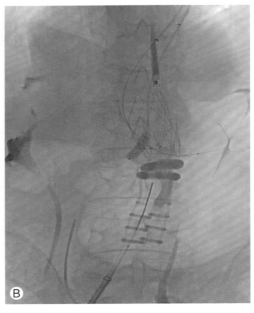

◀ 图 3-90　EVAR 的细节
A 和 B. 肾动脉烟囱支架的释放及 Ovation 支架的推入

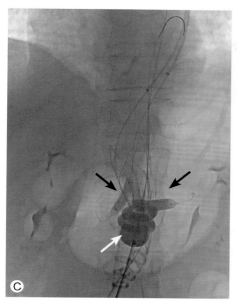

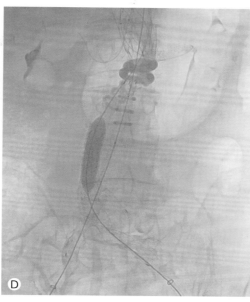

▶ 图 3-90（续） **EVAR** 的细节
C 和 D. 整个支架及烟囱支架的后扩张（黑箭示烟囱支架后扩张，白箭示主动脉支架球囊扩张）

22mm 喇叭腿支架。最终的术后影像显示支架隔绝效果满意，双肾动脉烟囱支架通畅，无内漏发生（图 3-91）。双侧肱动脉及股动脉充分止血后无并发症发生，患者 EVAR 术后 3 天出院，无疼痛。

【随访 CT 影像】

3 个月后增强 CT 提示支架形态良好，双侧烟囱支架通畅，未见内漏（图 3-92）。腹主动脉瘤最大直径 74mm。2 年时随访超声增强扫描提示

动脉瘤体直径缩小至 67mm，未见内漏（图 3-93）。EVAR 术后 3 年，超声增强扫描提示 Ⅱ 型内漏，瘤体直径增大至 74mm。增强 CT 确认存在内漏（图 3-94）。患者计划接受内漏栓塞术。

【二次干预】

局部麻醉下右股动脉经皮穿刺入路，血管造影未见 Ⅰa 型内漏（图 3-95）。使用 5Fr Sim 1 型导管进入肠系膜上动脉，随后使用 Direxion

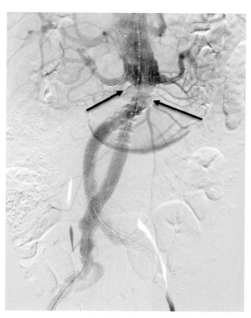

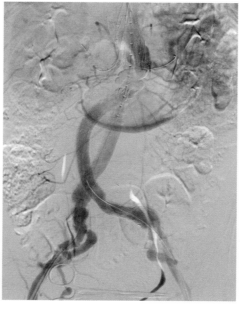

▶ 图 3-91 支架置入后术后血管造影显示支架形态良好，未见内漏（箭示 **Ovation** 支架的聚合物袋）

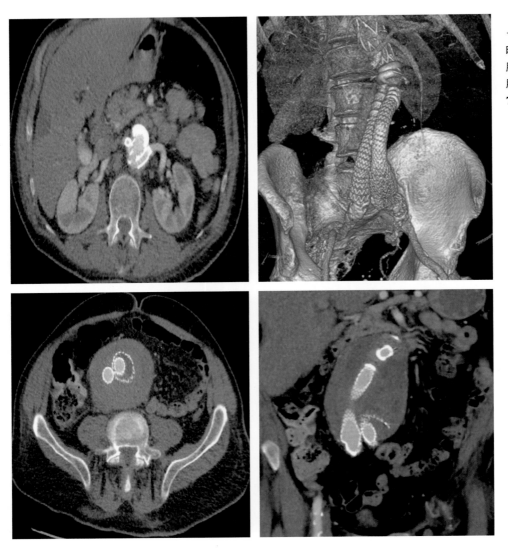

◀ 图 3-92　术后 3 个月时随访增强 CT 提示肾动脉支架通畅，未见内漏，腹主动脉瘤体直径缩小至 **74mm**

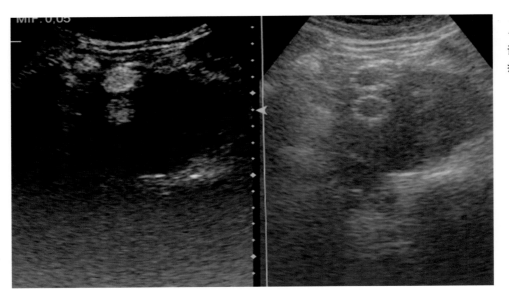

◀ 图 3-93　术后 2 年时随访超声增强扫描未见内漏，瘤体直径下降至 **67mm**

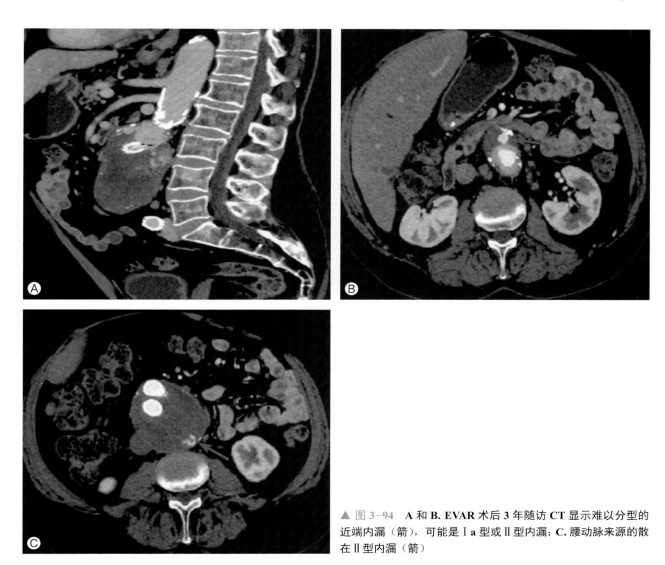

▲ 图 3-94　**A** 和 **B. EVAR** 术后 **3** 年随访 CT 显示难以分型的近端内漏（箭），可能是Ⅰa 型或Ⅱ型内漏；**C.** 腰动脉来源的散在Ⅱ型内漏（箭）

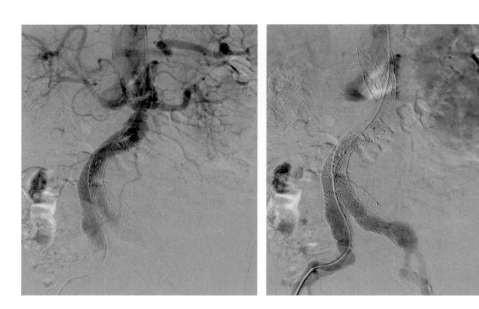

◀ 图 3-95　腹主动脉造影显示双侧肾动脉烟囱支架及双侧髂内动脉通畅，未见Ⅰa 型内漏

0.021 英寸微导管通过肠系膜上、下动脉进入瘤腔。使用 Nester 微弹簧圈（4 枚 8mm×14cm、4 枚 6mm×14cm、1 枚 4mm×14cm 和 1 枚 3mm×7cm）进行栓塞（图 3-96）。

【再次随访 CT 影像】

二次干预术后 3 个月时的随访 CT 显示结果令人满意，未见内漏。共随访 27 个月，腹主动脉瘤直径缩小至 66mm（图 3-97）。

【讨论】

迟发 II 型内漏是长期随访期间的不良事件，一般需要治疗。经动脉栓塞通常是首选，来源于肠系膜动脉的内漏相对容易治疗。栓塞可以使用不同类型的材料，最佳选择是联合使用液体栓塞材料和微弹簧圈。

病例 13

【临床特征和影像分析】

患者，79 岁，偶然发现一直径为 68mm 的腹主动脉瘤，计划行 EVAR 术（图 3-98）。

【EVAR 支架置入方案及手术干预】

增强 CT 显示该患者适合行 EVAR 术。瘤颈直径 27mm，长 17mm，无明显成角。双侧髂总

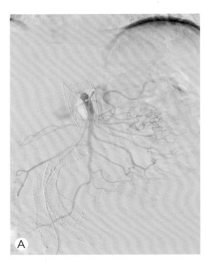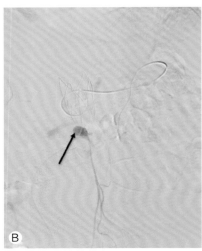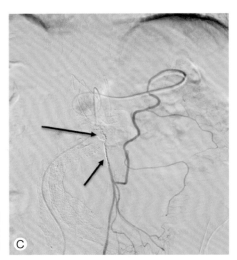

▲ 图 3-96　**A.** 肠系膜上动脉的选择性血管造影；**B.** 微导管通过肠系膜上动脉及肠系膜下动脉进入腹主动脉瘤腔（箭所示为内漏）；**C.** 微弹簧圈栓塞后的术后血管造影（箭所示为微弹簧圈）

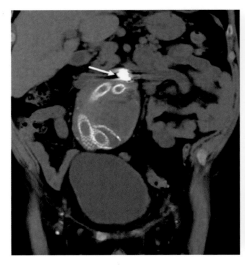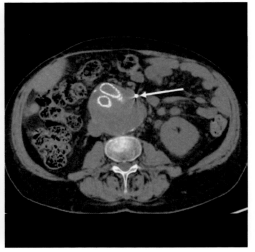

◀ 图 3-97　**CT** 平扫及超声增强扫描提示腹主动脉瘤体直径缩小，未见内漏（箭所示为微弹簧圈）

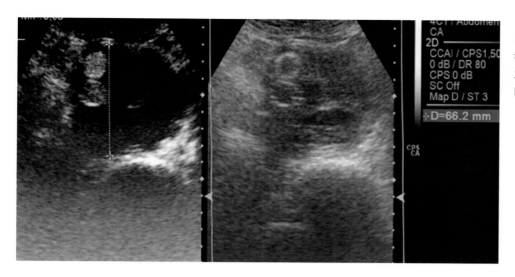

◀ 图 3-97（续）　CT 平扫及超声增强扫描提示腹主动脉瘤体直径缩小，未见内漏（箭所示为微弹簧圈）

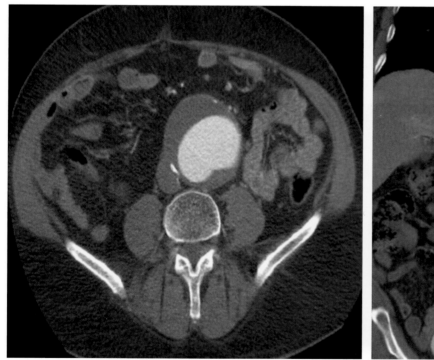
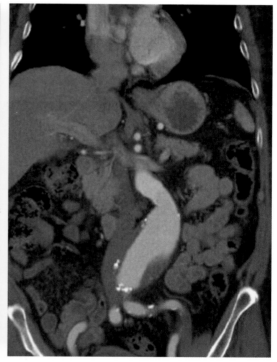

▲ 图 3-98　增强 CT 显示直径为 68mm 的腹主动脉瘤

动脉无狭窄或成瘤，直径约 14mm。主体选用直径 32mm 的 Endurant Ⅱ分叉支架，释放顺利（图 3-99），双侧髂支直径为 16mm。最终的术后血管造影显示无内漏。患者于次日出院。

【随访 CT 影像】

3 个月时的增强 CT 显示支架形态良好，可见由肠系膜下动脉及腰动脉来源的Ⅱ型内漏，但原瘤腔直径无变化（68mm）（图 3-100）。EVAR 术后 1 年复查仍可见来源于肠系膜下动脉的Ⅱ型内漏，以 Nester 可推送的微弹簧圈（5 枚 3mm×7cm）栓塞（图 3-101）。在接下来的 3 年里，瘤腔直径缩小至 60mm，腰动脉来源的Ⅱ型内漏持续存在。EVAR 术后 4 年，瘤腔增大至 70mm（图 3-102），且左髂支支架向近端移位。

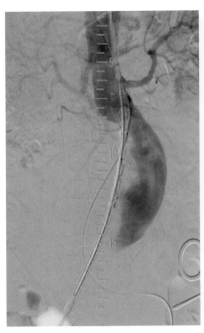
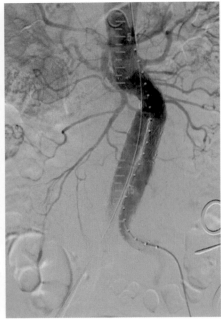
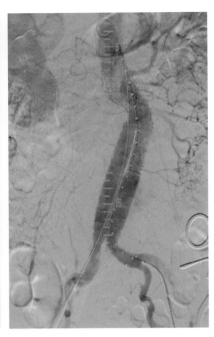

▲ 图 3-99　支架释放的细节，术后血管造影显示支架形态良好且无内漏

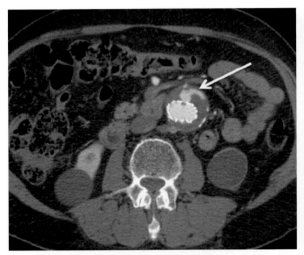
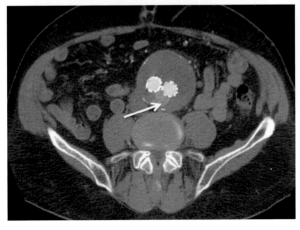
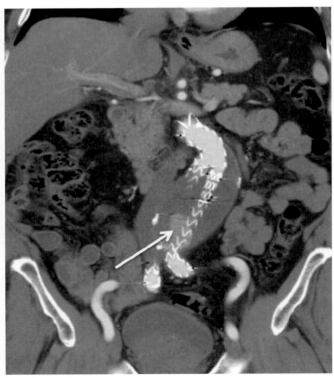

▲ 图 3-100　术后 3 个月时随访 CT 显示来源于肠系膜下动脉和髂腰动脉的 II 型内漏（箭）

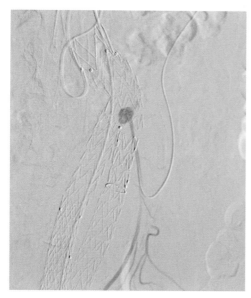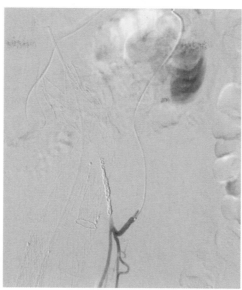

◀ 图 3-101　肠系膜下动脉来源的持续Ⅱ型内漏，用微弹簧圈栓塞

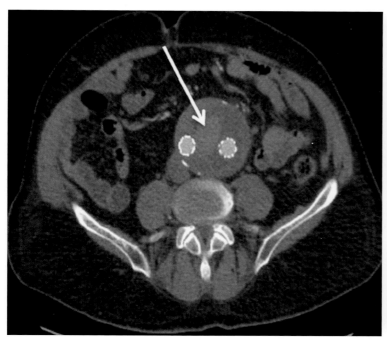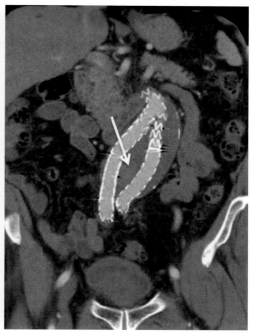

▲ 图 3-102　EVAR 术后 4 年，瘤腔直径增大至 70mm；仍可见来源于髂腰动脉的Ⅱ型内漏（箭）；左髂支架向近端移位

【二次干预】

　　经皮穿刺左股动脉，预埋 1 枚 ProGlide 缝合器。将 5Fr 导管推至同侧髂内动脉，引入 1 根 Direxion 0.021 英寸微导管经髂腰动脉超选推入腹主动脉瘤腔。血管造影可见一明显Ⅱ型内漏，以 3ml Onyx 34 胶栓塞（图 3-103）。随后，在 Lunderquist 0.035 英寸超硬导丝引导下，引入并释放 1 枚直径 16mm、长 82mm 短分支支架。穿刺口止血确切，患者于当日稍晚即出院。

　　二次干预术后 3 个月随访 CT 显示未见内漏。二次干预后随访总时长 18 个月，期间瘤腔直径缩小至 60mm（图 3-104）。

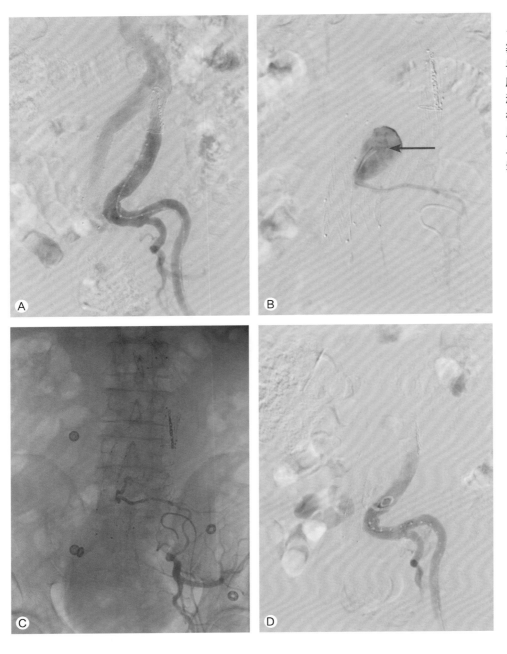

◀ 图 3-103　**A.** 内漏栓塞的血管造影细节；**B.** 微导管超选推入腹主动脉瘤腔，血管造影显示 II 型内漏（箭）；**C.** 使用 **Onyx** 胶栓塞后的血管造影；**D.** 因原左髂支架向上移位而置入左髂延长支架后的术后影像

【讨论】

　　EVAR 术后的持续随访及在瘤腔增大时进行干预至关重要。II 型内漏栓塞的主要原则是封堵流入血管、流出血管及内漏病灶，这在多数情况下可以通过 Onyx 胶实现。而微弹簧圈虽然使用简单，但是无法闭塞所有的内漏，但有时可通过使用微弹簧圈来获得理想结果。然而，一旦 II 型内漏复发，由于曾使用微弹簧圈栓塞流入血管，我们将无法再次进入内漏处，尤其是当弹簧圈置于流入血管靠近开口处。

病例 14

【临床特征和影像分析】

　　患者，76 岁，偶然发现直径为 58mm 的腹主动脉瘤，无明显并发症，计划接受 EVAR 手术治疗（图 3-105）。

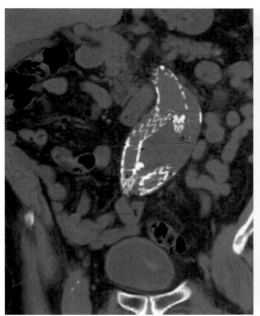
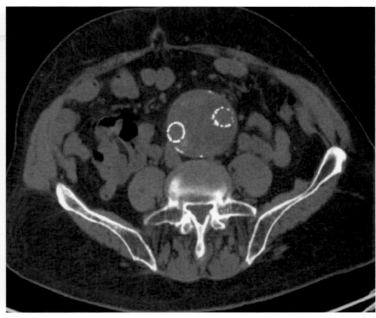

▲ 图 3-104　术后 18 个月最近一次随访影像提示腹主动脉瘤直径缩小至 60mm

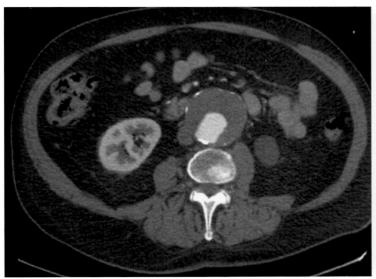
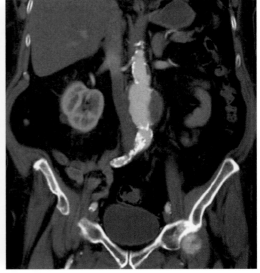

▲ 图 3-105　增强 CT 显示腹主动脉瘤直径为 58mm

【EVAR 支架置入方案及手术干预】

腹主动脉瘤颈见中度钙化和少量血栓。瘤颈长度为 32mm，直径为 21mm。髂总动脉可见钙化和局限性狭窄。两侧髂总动脉直径为 13mm。由于瘤颈钙化，以及髂动脉钙化和狭窄，决定使用 Ovation 支架。左股动脉经皮穿刺入路，预埋 1 枚 ProGlide 缝合器。手术切开显露右股动脉。团注 5000U 肝素。沿 Lunderquist 超硬导丝导入并释放直径为 25mm 的分叉支架，两侧分别置入直径为 14mm 的髂支支架，并对整个支架系统进行后扩（图 3-106）。随后的术后血管造影显示支架置入良好，无内漏（图 3-107），止血确切。患者

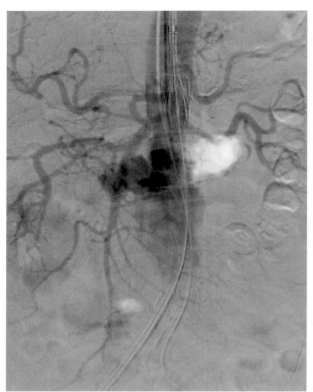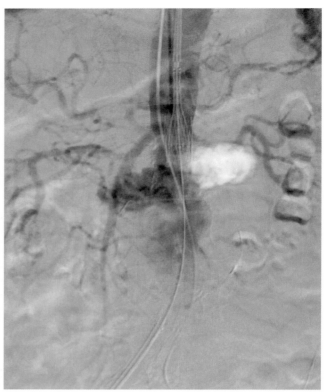

▲ 图 3-106 支架释放细节

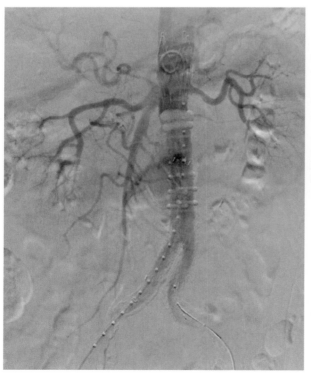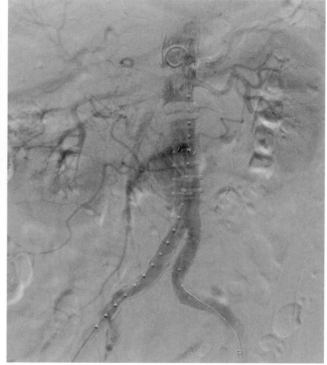

▲ 图 3-107 支架释放后术后血管造影显示结果满意，无内漏

在 EVAR 术后 2 天出院。

【随访 CT 影像】

术后 3 个月的增强 CT 显示支架置入良好，腹主动脉瘤直径无变化，未见Ⅰ型或Ⅲ型内漏。可见来源于腰动脉的Ⅱ型内漏（图 3–108）。

术后 1 年时的随访 CT 显示腹主动脉瘤直径增大至 65mm，并出现Ⅱ型内漏（图 3–109）。患者无明显症状，计划接受二次干预。

【二次干预】

经皮穿刺右股动脉，将 5Fr 导管超选推入髂内动脉，并将 Direxion 0.021 英寸微导管进一步经髂腰动脉推送进入腹主动脉瘤腔。先将 4 枚 10mm×14cm 的 Nester 微弹簧圈置入内漏瘤腔内进行栓塞，随后使用 Onyx 胶进行栓塞（图 3–110 和图 3–111）。

【讨论】

由于腰动脉的尺寸及曲折走行，栓塞源于腰动脉的Ⅱ型内漏具有挑战性。其高失败率与经动脉栓塞密切相关。其他方法，如经腰椎入路或很少用的经腹部入路，成功率较高。然而，内漏的

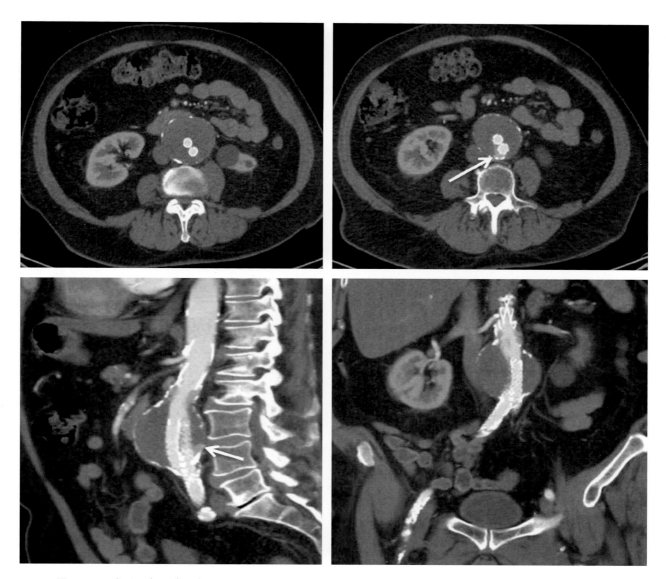

▲ 图 3–108　术后 3 个月时的随访 CT 显示腹主动脉瘤大小未改变，直径为 58mm，可见源于腰动脉的Ⅱ型内漏（箭）

复发依旧是一个问题，尤其是当只有流入血管被栓塞时。Ⅱ型内漏栓塞的主要原理是尝试封堵流入血管、流出血管和内漏病灶。这一般可以通过液体栓塞和微弹簧圈的组合来实现。

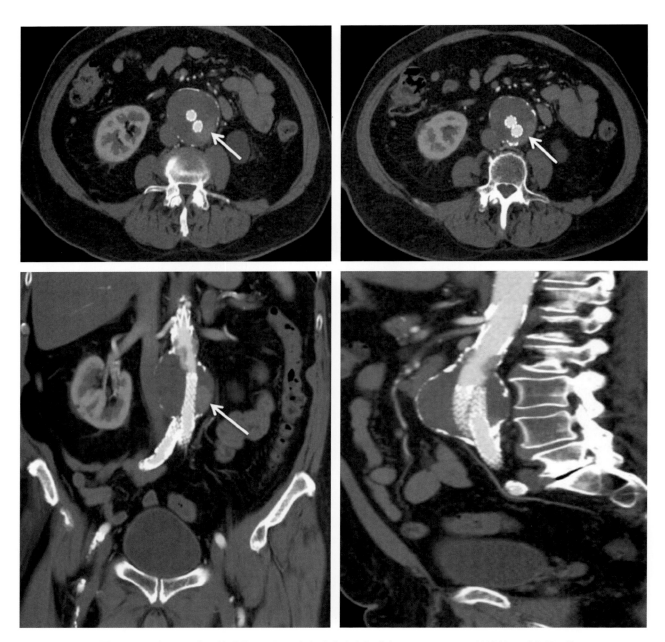

▲ 图 3-109　术后 12 个月的随访 CT 显示腹主动脉瘤直径增大至 65mm，可见持续性 Ⅱ 型内漏（箭）

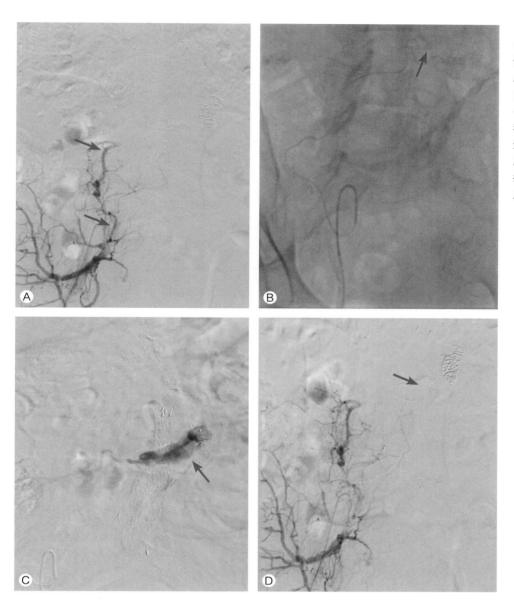

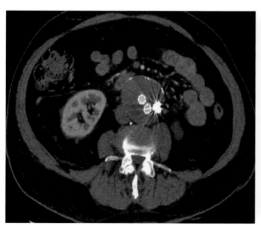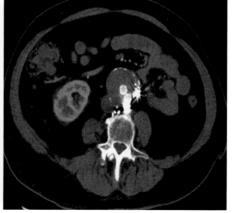

◀ 图 3-110　将 5Fr 诊断性导管推入右髂内动脉
A. 血管造影显示髂腰动脉是内漏的流入血管（箭）；B. 微导管通过髂腰动脉进入腹主动脉瘤腔（箭）；C. 内漏病灶的血管造影（箭）；D. 使用微弹簧圈和 Onyx 胶（箭指向 Onyx 胶）栓塞后的术后血管造影

◀ 图 3-111　内漏栓塞后的术后 CT 显示腹主动脉瘤（65mm）的大小没有变化，亦未见内漏

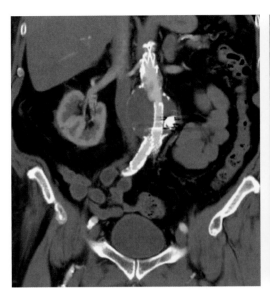 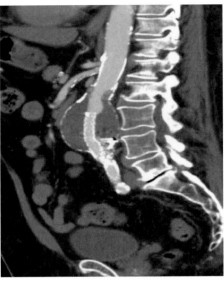

◀ 图 3-111（续） 内漏栓塞后的术后 CT 显示腹主动脉瘤（65mm）的大小没有变化，亦未见内漏

参考文献

［1］ Burley CG, Kumar MH, Bhatti WA, Boyd C, Sales CM. Transcaval embolization as the preferred approach. J Vasc Surg. 2019;69:1309–13.

［2］ Chew DK, Dong S, Schroeder AC, Hsu HW, Franko J. The role of the inferior mesenteric artery in predicting secondary intervention for type II endoleak following endovascular aneurysm repair. J Vasc Surg. 2019; https://doi.org/10.1016/j.jvs.2019.01.090.

［3］ D'Oria M, Mastrorilli D. Natural history, diagnosis and management of type II endoleaks after endovascular aortic repair (EVAR): review and update. Ann Vasc Surg. 2019; https://doi.org/10.1016/j. avsg.2019.04.048.

［4］ Dosluoglu HH, Rivero M, Khan SZ, Cherr GS, Harris LM, Dryjski ML. Pre-emptive nonselective perigraft aortic sac embolization with coils to prevent type II endoleak after endovascular aneurysm repair. J Vasc Surg. 2019;69:1736–46.

［5］ Gentsu T, Okada T, Yamaguchi M, et al. Type II endoleak after endovascular aortic aneurysm repair using the Endurant stent graft system for abdominal aortic aneurysm with occluded inferior mesenteric artery. Cardiovasc Intervent Radiol. 2019;42:505–12.

［6］ Jones JE, Atkins MD, Brewster DC, et al. Persistent type 2 endoleak after endovascular repair of abdominal aortic aneurysm is associated with adverse late outcomes. J Vasc Surg. 2007;46:1–8.

［7］ Keedy AW, Yeh BM, Kohr JR, Hiramoto JS, Schneider DB, Breiman RS. Evaluation of potential outcome predictors in type II endoleak: a retrospective study with CT angiography feature analysis. AJR Am J Roentgenol. 2011;197:234–40.

［8］ Kumar L, Cowled P, Boult M, Howell S, Fitridge R, et al. Type II endoleak after endovascular aneurysm repair: natural history and treatment outcomes. Ann Vasc Surg. 2017;44:94–102.

［9］ Le TB, Park KM, Jeon YS, Hong KC, Cho SG. Evaluation of delayed endoleak compared with early endoleak after endovascular aneurysm repair. J Vasc Interv Radiol. 2018;29:203–9.

［10］ Madigan MC, Singh MJ, Chaer RA, Al-Khoury GE, Makaroun MS. Occult type I or III endoleaks are a common cause of failure of type II endoleak treatment after endovascular aortic repair. J Vasc Surg. 2019;69:432–9.

［11］ Piazza M, Squizzato F, Miccoli T, et al. Definition of type II endoleak risk based on preoperative anatomical characteristics. J Endovasc Ther. 2017; 24:566–72.

［12］ Sidloff DA, Stather PW, Choke E, Bown MJ, Sayers RD. Type II endoleak after endovascular aneurysm repair. Br J Surg. 2013;100:1262–70.

［13］ Sidloff DA, Gokani V, Stather PW, Choke E, Bown MJ, Sayers RD (2014) Type II endoleak: conservative management is a safe strategy. Eur J Vasc Endovasc Surg 48:391–399.

［14］ Spanos K, Nana P, Kouvelos G, et al. Factors associated with elimination of type II endoleak during the first year after endovascular aneurysm repair. J Vasc Surg. 2019; https://doi.org/10.1016/j.jvs. 2019.01.064.

［15］ Stavropoulos SW, Park J, Fairman R, Carpenter J. Type 2 endoleak embolization comparison: translumbar embolization versus modified transarterial embolization. J Vasc Interv Radiol. 2009;20(10): 1299–302.

［16］ Steinmetz BG, Rubin LA, Sanchez ET, et al. Type II endoleak after endovascular abdominal aortic aneurysm repair: a conservative approach with selective intervention is safe and cost-effective. J Vasc Surg. 2004;39:306–13.

［17］ Wee I, Marjot T, Patel K, Bhrugubanda V, Choong AMTL. Laparoscopic ligation of type II endoleaks following endovascular aneurysm repair: a systematic review. Vascular. 2018;26:657–69.

第4章 Ⅲ型内漏

Endoleak Type Ⅲ

病例1

【临床特征和影像分析】

患者男性，73岁，症状性腹主动脉瘤，瘤体直径76mm，拟行EVAR术（图4-1）。瘤颈长28mm，瘤颈直径31mm，无明显钙化或血栓；双侧髂动脉直径14mm。切开显露右股动脉，经该侧导入支架主体；经皮穿刺左股动脉并预埋2枚ProGlide缝合器（Abbott Vascular Devices，Redwood City，CA，USA）。

【EVAR支架置入方案及手术干预】

术中团注5000U肝素。经右股动脉鞘导入诊断性导管，沿导管引入180cm长的Lunderquist 0.35英寸超硬导丝（Cook Medical，Bloomington，IN，USA）。另一根诊断导管通过左股动脉鞘导入，以备释放支架时血管造影用。顺利置入1枚36mm Endurant Ⅱ主体支架（Medtronic Vascular，Santa Rosa，CA，USA）（图4-2）。双侧髂支直径均为16mm。入路止血确切。术后2天患者无腹痛，予以出院。

【随访CT影像】

术后3个月时增强CT显示支架位置良好，无内漏，瘤体直径稳定（图4-3）。EVAR术后2

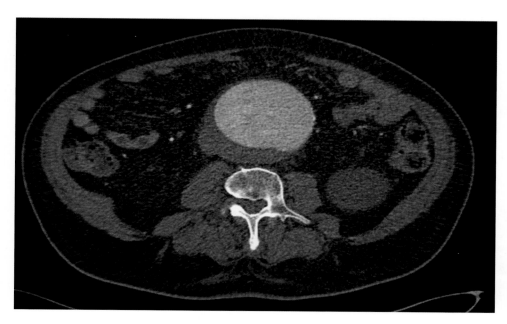

◀ 图4-1　增强CT显示瘤体直径为76mm的症状性腹主动脉瘤，瘤颈呈轻度锥形

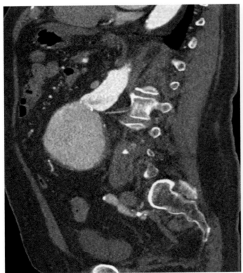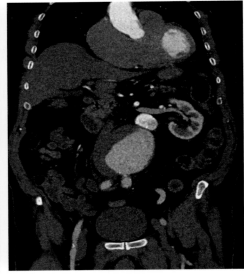

◀ 图 4-1（续） 增强 CT 显示瘤体直径为 **76mm** 的症状性腹主动脉瘤，瘤颈呈轻度锥形

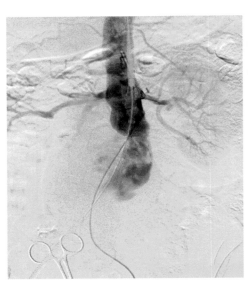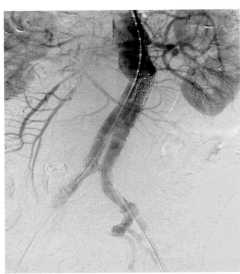

◀ 图 4-2 支架释放细节，显示支架位置良好，无内漏

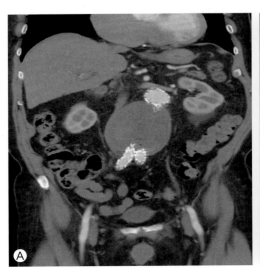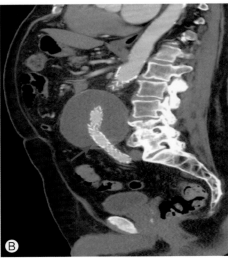

◀ 图 4-3 **A.** EVAR 术后 3 个月随访 CT 提示术后情况良好；**B.** 箭所示支架重叠长度足够

年随访 CT 提示左侧髂支移位，形成Ⅲa 型内漏（图 4-4）。

【二次干预】

EVAR 术后 2 年，由于左侧髂支移位，形成Ⅲa 型内漏。遂于局部麻醉下经皮穿刺左股动脉。团注 5000U 肝素。预埋 ProGlide 缝合器。导入 180cm 长的 Lunderquist 0.035 英寸超硬导丝，先后置入 16mm×16mm×93mm 和 16mm×16mm×82mm 的 EndurantⅡ髂支。最终的血管造影提示支架位置良好，无内漏（图 4-5）。患者术后无并发症，当天晚些时候出院。

二次干预术后随访 CT（图 4-6）提示无内漏，瘤体直径稳定。总随访时间为 35 个月。

【讨论】

髂支移位常于术后数年发生，尤其是在髂动脉扩张时出现。需要终身监测及随访影像检查支架情况，以早期发现内漏并处理。多数病例的处理方法直接明了，局部麻醉下经皮穿刺股动脉，置入 1 枚短髂支，常可在手术当天完成并出院。

病例 2

【临床特征和影像分析】

患者 78 岁，因直径为 56mm 的无症状腹主动脉瘤接受 EVAR 治疗。相关并发症包括既往

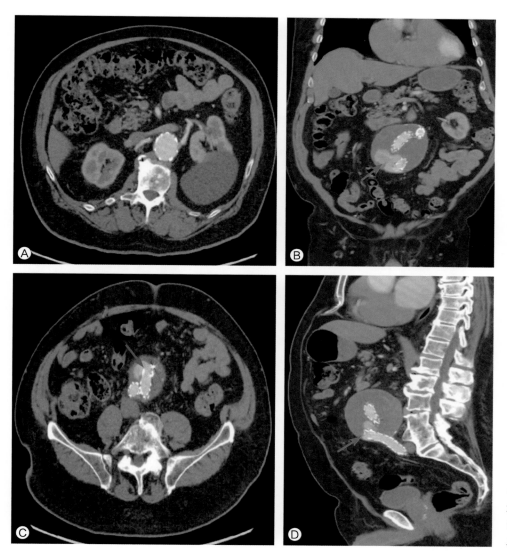

◀ 图 4-4　**A. EVAR 术后 2 年随访 CT；B 和 C.** 箭所示为Ⅲa 型内漏；**D.** 箭所示左侧髂支向远端移位

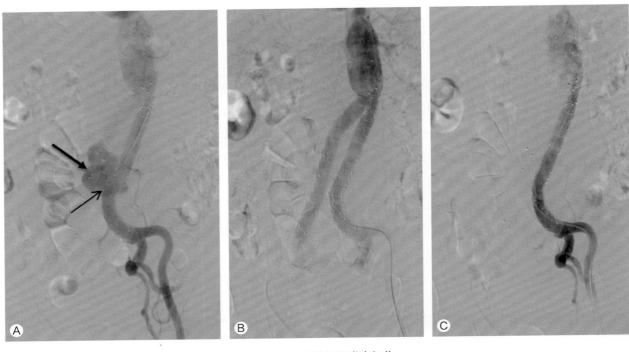

▲ 图 4-5　二次干预术中细节

A. 粗箭提示左侧髂支重叠不足，支架移位；细箭提示形成内漏；B 和 C. 额外置入支架后术后血管造影提示无内漏，左髂内动脉通畅

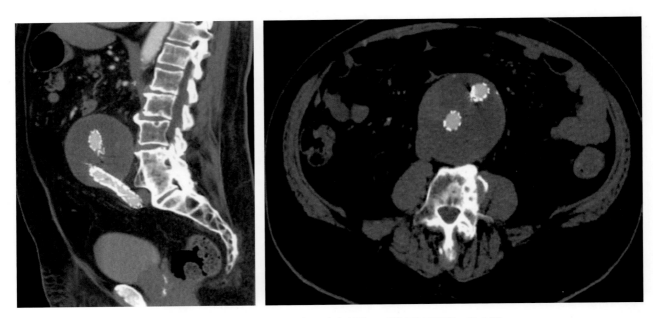

▲ 图 4-6　二次干预术后 3 个月随访增强 CT 提示效果满意，无内漏

心肌梗死病史及心脏射血分数 30%。EVAR 术前 CT（图 4-7）显示瘤颈长 18mm 合并少量血栓。瘤颈直径 25mm。髂总动脉未见狭窄，直径 14mm。

【EVAR 支架置入方案及手术干预】

静脉团注 5000U 肝素。切开显露左股动脉，经皮穿刺右股动脉并预埋 1 枚 ProGlide 缝合器。因瘤颈合并血栓，选择置入直径为 29mm 的

Ovation iX 支架（Endologix，Irvine，CA，USA）。支架释放顺利。双侧髂支支架直径均为16mm。术后血管造影显示Ⅰa型内漏。开口位置最低的左肾动脉下缘距离支架覆膜部分约5mm，置入1枚 32mm×49mm 的 Endurant 主动脉支架延长支后效果满意（图4-8）。最终的术后血管造影显示，左侧可见散在内漏，考虑是由支架孔隙引起的，但未发现左髂分支支架在撤出主动脉延长支时向远端移位（图4-9）。入路血管止血确切，患者 EVAR 术后2天出院。

【随访 CT 影像】

术后3个月超声增强扫描（contrast-enhanced ultrasound scanning，CEUS）显示因左髂分支支架重叠不充分和移位导致的Ⅲa型内漏（图4-10）。患者无症状，动脉瘤直径无变化。

【二次干预】

患者数日后按计划接受局部麻醉下经皮介入手术，经皮穿刺左股动脉作为入路并预埋1枚 ProGlide 缝合器。团注 5000U 肝素后，通过 Lunderquist 0.035 英寸的超硬导丝导入一短段髂

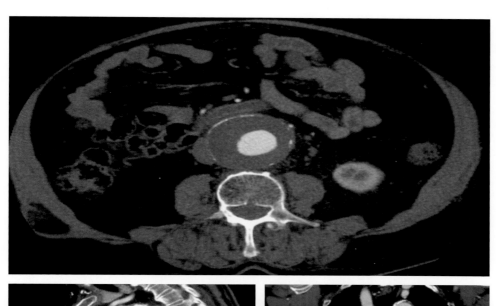

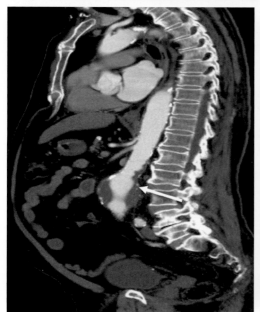

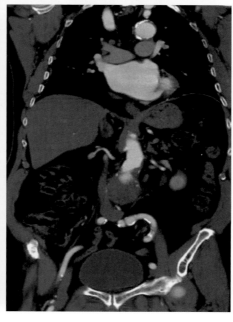

◀ 图 4-7　EVAR 术前 CT 显示腹主动脉瘤直径为 56mm，瘤颈处少量血栓（箭）

支支架（尺寸 16mm×15mm）封堵内漏。在置入支架前，使用数枚 6mm×10cm 的 Interlock-18 纤维微弹簧圈栓塞支架周围瘤腔（图 4-11）。

【讨论】

Ovation 支架依赖于聚合物袋与主动脉壁贴合，因此精确定位至关重要。在部分Ⅰa 型内漏病例中，如果近端有足够的锚定区，额外置入 1 枚径向支撑力更强的主动脉支架延长支可治疗内漏。笔者建议对于这类病例，置入更大直径支架后，应再次检查支架间的重叠，尤其对于应用此类支架的病例。治疗方面直接简单，就是需要额外置入 1 枚短段髂支（图 4-12）。

病例 3

【临床特征和影像分析】

患者，72 岁，由于无症状腹主动脉瘤（瘤体

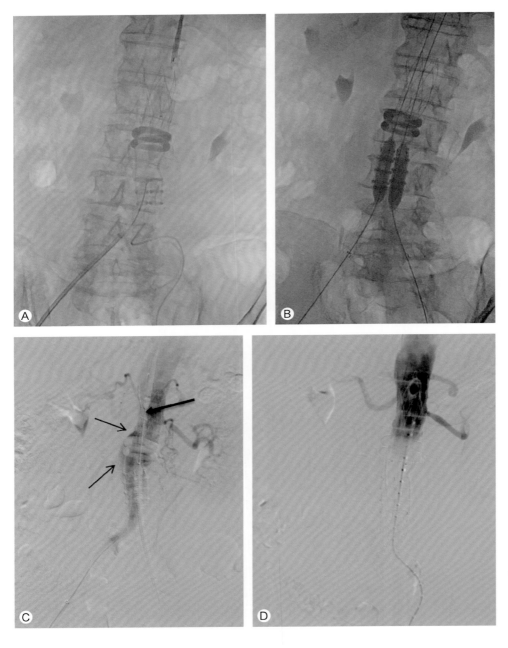

◀ 图 4-8　**A. Ovation 支架释放细节；B. 双侧髂支后扩；C. Ⅰa 型内漏（细箭）及导入的主动脉支架延长支（粗箭）；D. 最终的术后影像未见Ⅰa 型内漏**

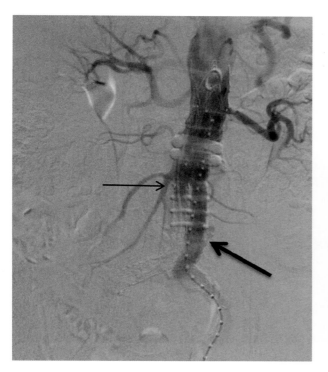

▲ 图 4-9 与正常定位及右侧充分重叠（细箭）相比，左髂支支架移位（粗箭）。术中未重视这一细节并已完成手术。这种情况为使用肝素造成的支架孔隙内漏

直径 57mm），为行 EVAR 于 2007 年收治入院。术前 CT 提示腹主动脉瘤（图 4-13），因其近分叉处腹主动脉直径为 17mm，所以适合主动脉 - 单侧髂动脉支架腔内修复联合股 - 股动脉转流旁路移植的术式。

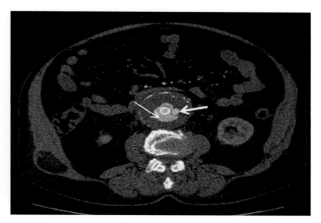

▲ 图 4-10 3 个月时随访 CT 显示Ⅲa 型内漏，细箭所示为内漏位置；粗箭指示左髂分支支架向远端移位，注意处于同一水平的右侧髂支支架定位恰当

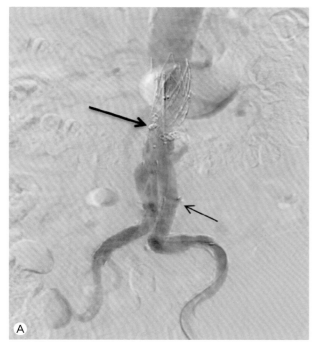

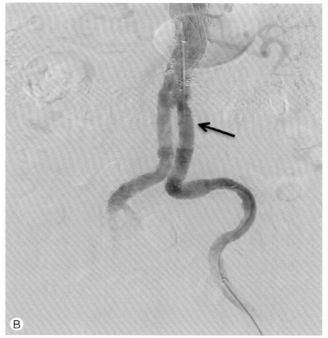

▲ 图 4-11 二次干预的细节

A. 聚合物袋周围瘤腔置入数枚微弹簧圈（箭），细箭指示左髂分支支架移位并出现Ⅲa 型内漏；B. 左侧置入短段髂支后血管造影，结果满意，无内漏（箭）

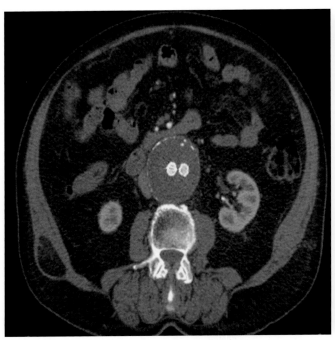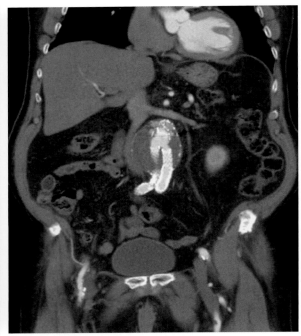

▲ 图 4-12　二次干预后 3 个月时随访 CT 显示结果满意，无内漏

【EVAR 支架置入方案及手术干预】

右侧入路，依次释放直径为 28mm 的 Talent 主动脉 - 单侧髂动脉支架主体及直径为 16mm 的髂支延伸支（Medtronic Vascular）；左髂总动脉以血管塞及弹簧圈栓塞；置入支架后，行股 - 股动脉转流旁路移植术。患者于术后 3 天出院。

【随访 CT 影像】

术后 3 个月时随访 CT 显示支架与主动脉壁贴合良好，无内漏，同时原腹主动脉瘤腔大小无变大（直径 57mm）（图 4-14）。患者于 2015 年再次复查，此时超声增强扫描显示内漏及瘤腔增大（图 4-15）。随后的随访 CT 显示腹主动脉瘤腔直径增大至 67mm（图 4-16），右髂动脉可见 Ⅰb 型内漏，但瘤腔内未见对比剂充盈。

因为腹主动脉瘤腔持续增大及内漏的具体类型不明，所以为患者安排了动脉造影。经皮穿刺双侧股动脉入路，血管造影可见髂腰动脉来源的 Ⅱ 型内漏和右髂动脉的 Ⅰb 型内漏（图 4-17）。

【二次干预】

使用 Direxion 0.021 英寸微导管（Boston Scientific）经左髂内动脉、髂腰动脉超选进入腹主动脉瘤腔内进行内漏囊栓塞（图 4-17）。以 3mm×14cm 及 3mm×7cm 的 Nester 微弹簧圈（Cook Medical）分别成功栓塞流出和流入腰动脉。然后在右髂动脉壁及支架间留置诊断性导管证实

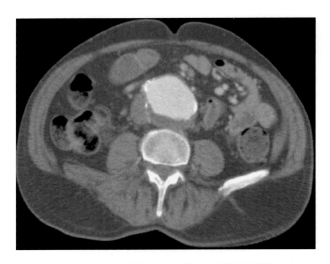

▲ 图 4-13　EVAR 术前 CT 显示腹主动脉瘤直径为 55mm

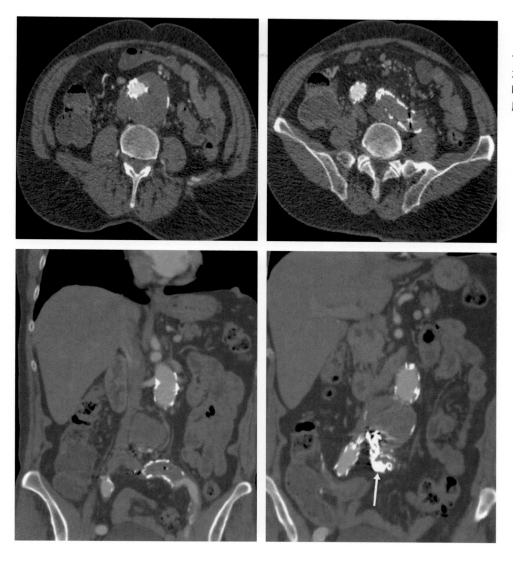

◀ 图 4-14　EVAR 术后 3 个月随访 CT 显示动脉瘤大小（57mm）无变化，同时无内漏；箭所指为髂动脉塞及微弹簧圈

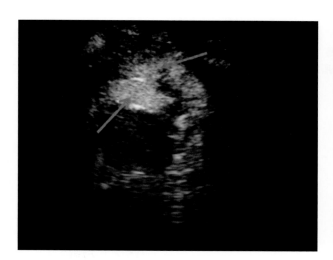

▲ 图 4-15　EVAR 术后 7 年超声增强扫描显示右侧出现Ⅰb型内漏（红箭所指为内漏，蓝箭所指为支架）

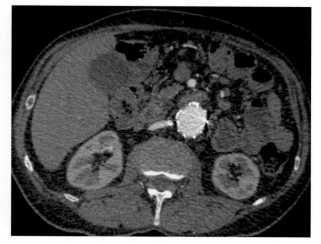

▲ 图 4-16　增强 CT 提示腹主动脉瘤直径增大至 67mm，同时右侧可见Ⅰb型内漏（箭）

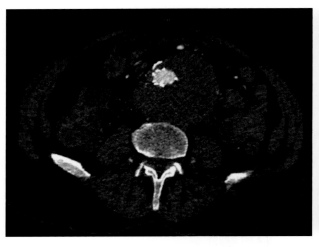
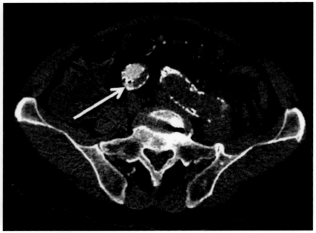

▲ 图 4-16（续） 增强 CT 提示腹主动脉瘤直径增大至 67mm，同时右侧可见Ⅰb 型内漏（箭）

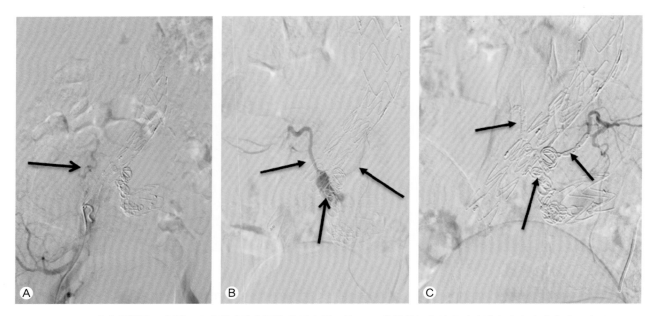

▲ 图 4-17 A. 动脉造影显示右侧可见髂腰动脉来源的Ⅱ型内漏（箭）；B. 微导管经左髂腰动脉进入腹主动脉瘤腔，造影可见Ⅱ型内漏及腰动脉（箭）；C. 腰动脉及内漏中心区栓塞后影像（箭所指为两侧腰动脉及内漏中心区的微弹簧圈）

Ⅰb 型内漏的存在（图 4-18），以 8mm×14cm 的 Nester 微弹簧圈栓塞右髂内动脉，并于右髂动脉置入 16mm×13mm×92mm 的髂支处理Ⅰb 型内漏，术后血管造影显示结果良好，无内漏。患者于栓塞术后 2 天出院，且无并发症。

患者于二次干预术后 2 年首次随访影像，超声扫描显示一个明显内漏，疑似为高压内漏（图 4-19），遂收治入院。因患者肾功能受损，在水化治疗数小时后行 CT 检查，可见因支架破损导致的Ⅲb 型内漏（图 4-20），瘤腔直径增大至 92mm。

次日，患者在局部麻醉下经右股动脉入路行亚急性二次干预。首先，经皮预埋 2 枚 ProGlide 缝合器，团注 5000U 肝素；然后，经长度为 180cm 的 Lunderquist 0.035 英寸超硬导丝导入直径为 28mm 的 EndurantⅡ主动脉 - 单侧髂动脉支架并释放，新支架于旧支架内衬良好（图 4-21）。

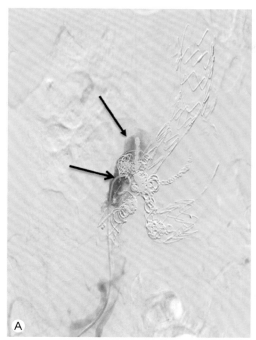
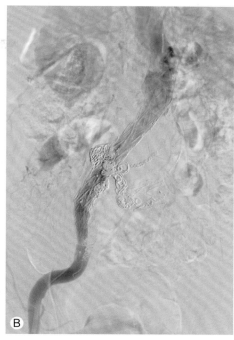

◀ 图 4-18　**A.** 将 **5Fr** 猪尾导管置于右侧髂支支架及右髂总动脉壁之间，显示Ⅰ b 型内漏（箭）；**B.** 栓塞右髂内动脉并置入 **1** 枚短段髂支后，最终的术后血管造影显示无内漏

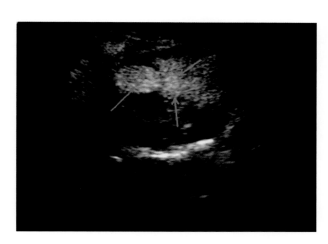

▲ 图 4-19　二次干预术后 **2** 年超声增强扫描显示高压内漏（蓝箭），红箭所指为支架腔

术后造影显示无内漏。术后 3 个月再次随访 CT 未见内漏，且瘤腔大小无变化（图 4-22）。距离前一次干预，已随访 9 个月。

【讨论】

本病例充分说明了 EVAR 术后患者管理的重要性。由于材料疲劳，旧一代的支架可能出现Ⅲ b 型内漏，尤其是在较长的随访期里。针对此治疗通常很简单，包括于原支架内衬主动脉 – 单侧髂动脉支架或短主体分叉支架，当然开放手术亦是一种选择。

病例 4

【临床特征和影像分析】

患者，71 岁，瘤体直径为 67mm 的腹主动脉瘤，计划接受 EVAR 手术。既往有心肌梗死病史和肾功能不全。EVAR 术前 CT 检查（图 4-23）显示瘤颈呈锥形并且成角，无血栓或钙化。

【EVAR 支架置入方案及手术干预】

动脉瘤颈直径变化较大，肾动脉下方的直径为 23mm，而在其下 23mm 长度内直径增加到 27mm。左髂总动脉远端直径为 18mm，右髂总动脉远端直径为 14mm。考虑使用复杂的开窗支架或标准的 Ovation 支架。由于患者肾功能不全，担心对比剂用量，因此标准支架是一个更好的选择。手术切开显露右股动脉，经皮穿刺左股动脉。先后置入直径 31mm 的 Ovation iX 支架、直径 16mm 的右髂支支架及直径 20mm 的左髂支支架。团注 5000U 肝素。左肾动脉低位，术中定位困难，

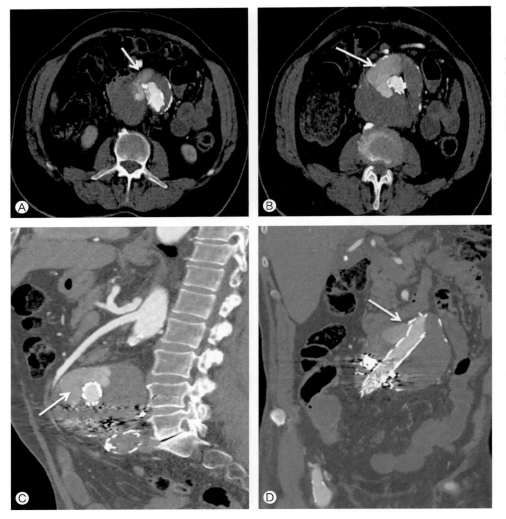

◀ 图 4-20 **A** 至 **C.** 二次干预术后 **2** 年的随访增强 CT 见一明显Ⅲb 型内漏，箭所指为该内漏；**D.** 箭所指为一处因支架破损引起的Ⅲb 型内漏，腹主动脉瘤直径增大至 **92mm**

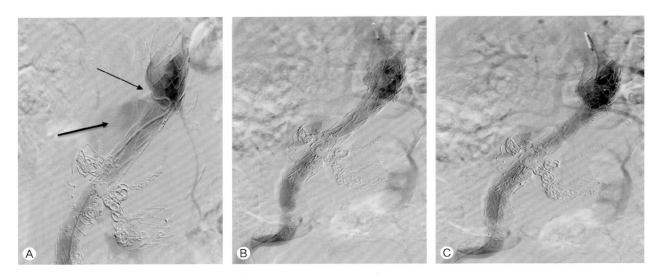

▲ 图 4-21 二次干预细节

A. 动脉造影提示Ⅲb 型内漏，诊断性导管头接近支架破损处（细箭），粗箭指示内漏；B 和 C. 置入的新支架成功覆盖旧支架缺损，术后动脉造影提示无内漏

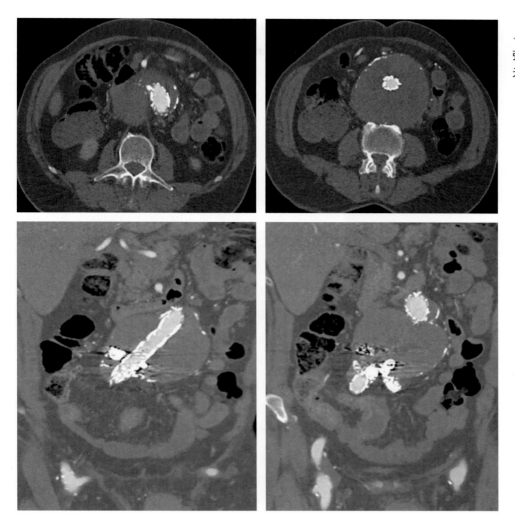

◀ 图 4-22　术后 3 个月增强 CT 提示支架情况良好，无内漏，瘤体直径稳定

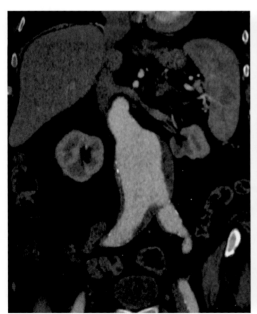
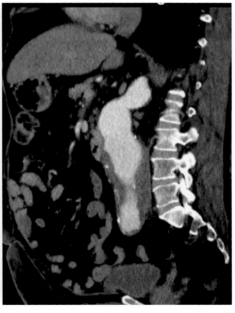

◀ 图 4-23　血管内修复前，CT 检查显示腹主动脉瘤直径 67mm，瘤颈呈锥形并且成角

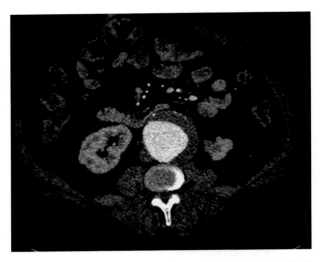

▲ 图 4-23（续） 血管内修复前，CT 检查显示腹主动脉瘤直径 67mm，瘤颈呈锥形并且成角

使用不同角度造影均没有任何帮助。最后，将诊断导管留置于左肾动脉，以指导支架的释放（图4-24）。对整个支架进行球囊扩张，最终的血管造影显示肾动脉通畅和散在内漏，将其定义为Ⅰa型内漏。反复球囊扩张后，内漏依然存在，决定结束手术并计划术后 1 个月让患者行随访 CT 检查。患者术后无任何并发症，2 天后出院。

【随访 CT 影像】

术后 1 个月的随访增强 CT（图 4-25）显示

来自腰动脉的 Ⅱ 型内漏和右侧的 Ⅲa 型内漏，未见 Ⅰa 型内漏。由于肾功能不全，患者被安排在几天内接受经皮穿刺的二次干预治疗。

【二次干预】

经皮穿刺右股动脉，并预埋 ProGlide 缝合器。在右侧髂支支架重叠不足的区域放置 Berenstein 型诊断性导管（图 4-26）。同轴推进 Direxion 0.021 英寸的微导管，并在聚合物环下方释放 4 枚 5mm×6cm游离 Azur 微弹簧圈（Terumo Interventional Systems, Tokyo, Japan）。 随 后 使 用 9 枚 3mm×14cm 的Nester 游离微弹簧圈封堵腰动脉。此外，分别使用 5 枚 20mm×50cm、2 枚 18mm×40cm 和 4 枚16mm×40cm 的 Concerto 可控微弹簧圈（Medtronic, Minneapolis, MN, USA）填塞较大的内漏。同时还置入了多枚可控的 Azur CX 微弹簧圈（20mm×40cm、18mm× 36cm、16mm×39cm 和 14mm×34cm）。腹主动脉瘤囊内置入了一些微弹簧圈。对于 Ⅲ 型内漏，仅需增加 1 枚直径为 14mm×16cm 的髂支。术后血管造影结果良好，无内漏。ProGlide 缝合线止血确切，患者在肾功能得到控制后 2 天出院。

【再次随访 CT 影像】

3 个月时增强 CT 检查显示无内漏，腹主动

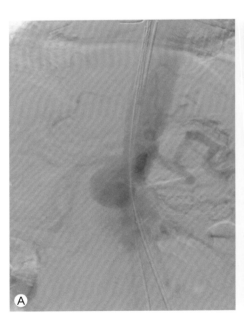

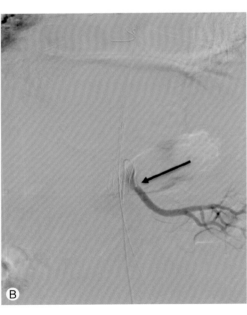

◀ 图 4-24 EVAR 支架置入
A. Ovation iX 支架释放的细节；B. 在精确释放支架过程中，将导管超选进入低位的左肾动脉（箭）

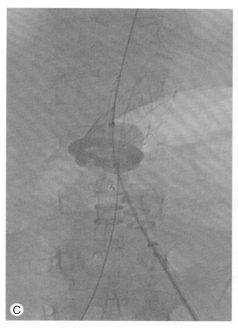
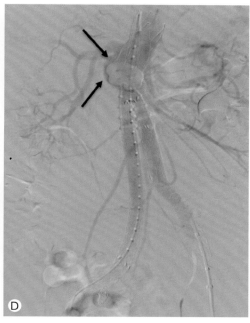

脉瘤大小无变化。二次干预后，右侧Ⅲa 型内漏
消失。在后期增强 CT 中也未显示内漏（图 4-27）。
总随访期为 19 个月，未发现新的内漏。由于肾
功能不全，患者随访接受的是超声增强扫描。

【讨论】

具有挑战性的解剖结构增加了内漏的风险。
锥形瘤颈可能引起支架与主动脉壁之间锚定不
足，导致内漏。在这种情况下，可以使用基于聚
合物的支架技术。在积极操作过程中，在聚合物
变硬前的 20min 内，必须注意监测聚合物泄漏和
相关并发症。Ⅲ型内漏的治疗很简单，只需额外

置入 1 枚髂支支架并充分重叠即可。如本例所发
生的合并其他内漏的治疗，需要使用更多的对比
剂和花费更多的时间。

病例 5

【临床特征和影像分析】

患者，76 岁，因直径为 60mm 的腹主动脉瘤
在外院行主动脉分叉支架置入术。

【EVAR 支架置入方案及手术干预】

患者曾在外院置入 Zenith 分叉支架（Cook
Medical），出院时未见明显相关并发症。

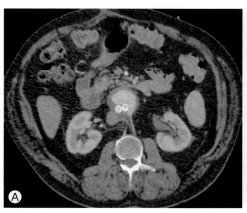
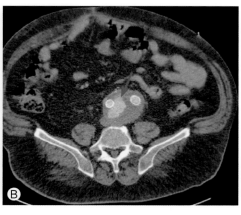

◀ 图 4-25 随访 CT 影像
A 和 B. 轴位增强 CT 显示来
源于腰动脉的Ⅱ型内漏（箭）

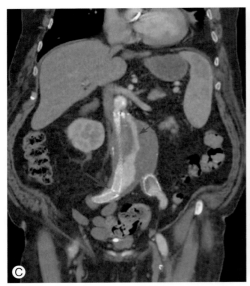
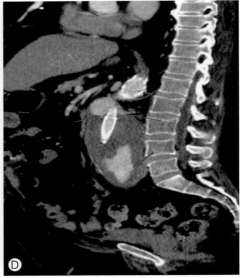

◀ 图 4-25（续） 随访 CT 影像

C. 右侧可见Ⅲa型内漏（细箭）；粗箭指向右侧支架组件之间重叠不足；D. 矢状位重建 CT 显示Ⅱ型内漏（细箭）和Ⅲ型内漏（粗箭）

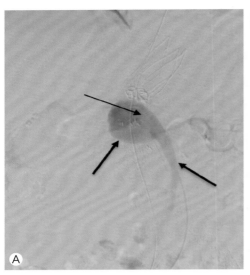
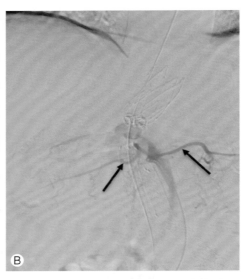
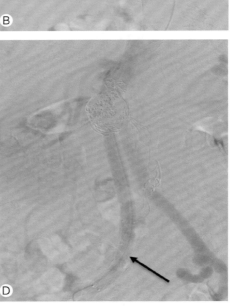

◀ 图 4-26 二次干预的细节

A. 将 5Fr Berenstein 导管（细箭）推入右侧重叠不足的区域，进入腹主动脉瘤腔（粗箭指向内漏）；B. 在聚合物环下方释放若干微弹簧圈；箭指向腰动脉；C. 释放若干长微弹簧圈后的术后影像；D. 右侧额外髂支支架释放并覆盖Ⅲa型内漏后的术后影像（箭）

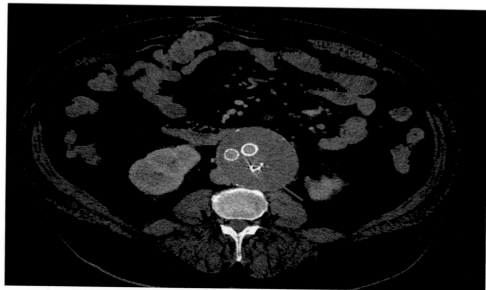

◀ 图 4-27　二次干预后 3 个月时随访 CT，后期 CT 图像未见内漏，腹主动脉瘤腔直径无变化，箭所指为微弹簧圈

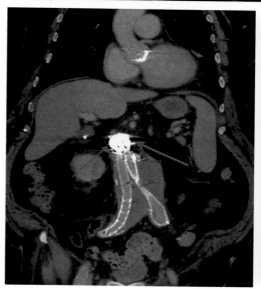 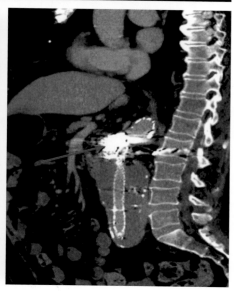

【随访 CT 影像】

第一次 EVAR 术后增强 CT 显示支架置入良好，无内漏，瘤体直径（60mm）无变化（图 4-28）。7 年来，腹主动脉瘤保持稳定，未发现内漏。第 8 年随访 CT 显示腹主动脉瘤直径增大至 66mm，自上次 CT 以来，动脉瘤腔的外观发生了变化，尤其是在前方边缘（图 4-29）。在这种情况下，应怀疑有包裹性破裂或腹膜后纤维化。

根据记录，患者没有症状，因此当地医院决定不干预。患者被安排进行下一次随访 CT 检查，此时瘤腔直径增加的原因考虑可能是Ⅱ型内漏。

【二次干预】

上一次随访 CT 检查后几个月，患者因腹痛入院，但当时血流动力学稳定。随访 CT 清楚显示患者存在动脉瘤包裹性破裂，瘤体直径进一步增大至 70mm（图 4-30）。患者没有感染的迹象，瘤腔内的不同密度是由腔内不同时期的出血所致，而不是由于感染。紧急进行开放手术。术中发现支架小破损所致的Ⅲb 型内漏（图 4-31）。术后住院时间延长，患者出院，无其他并发症。

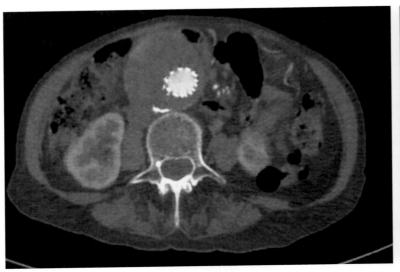
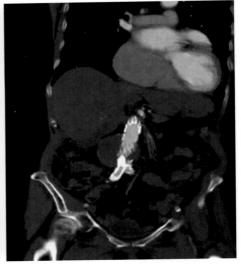

▲ 图 4-28　**EVAR 术后随访 CT 显示支架置入良好，无内漏**

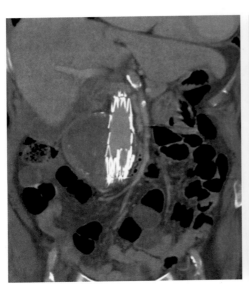
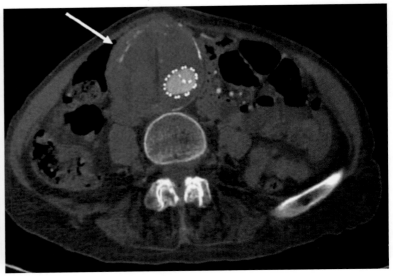

▲ 图 4-29　**EVAR 术后 8 年时随访 CT 显示动脉瘤直径增大，瘤体前缘不规则（箭），这可能是由于腹膜后纤维化或包裹性破裂所致**

【讨论】

　　长期随访期间，由于各种内漏，EVAR 后转开放手术的风险为 0.8%～5.9%。支架失败和破损（定义为Ⅲb 型内漏）的问题已为人所知，尤其是在旧支架中。支架可能的脆弱部位在镍钛合金和聚酯之间的缝合部分，如本例患者。医师应该意识到这个问题，并且应该提高警惕。手术和中转开放手术是一种治疗方式；另一种治疗选择是使用主动脉 – 单侧髂动脉支架内衬及转流旁路进行血供重建。也可以使用短主体分叉支架。

病例 6

【临床特征和影像分析】

　　患者，76 岁，因左下腹突发剧烈疼痛和血流动力学不稳定而入院。急诊增强 CT 显示一直径为 68mm 的左髂总动脉瘤破裂并腹膜后血肿（图 4-32）。

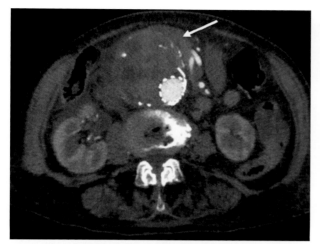

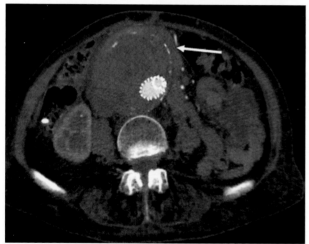

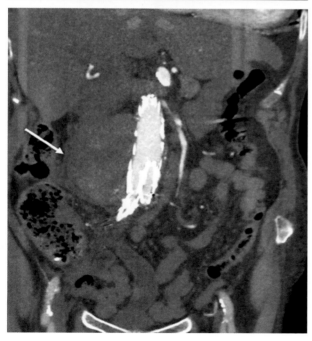

▲ 图 4-30　腹主动脉瘤直径增大和包裹性破裂（箭）

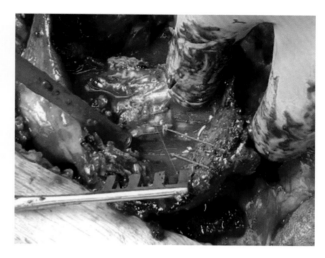

▲ 图 4-31　手术细节，绿箭表示由于支架破损导致的Ⅲ b 型内漏；（图片由血管外科医师 **Cengiz Agkul** 馈赠）

【EVAR 支架置入方案及手术干预】

CT 扫描显示左髂总动脉至少有 15mm 锚定区；因此，最初的治疗方案是栓塞左髂内动脉，置入直径 16mm、长 124cm 的髂支（Medtronic Vascular）。经皮穿刺双侧股动脉建立入路，在左侧预置 1 枚 ProGlide 缝合器，并置入 10Fr 鞘。在右侧，置入 7Fr 鞘，引入 0.035 英寸导丝及主动脉球囊导管，置于主动脉分叉上方，以备血流动力学改变时用于阻断血流。在持续输血状态下收缩压为 80mmHg。左侧引入 5Fr 诊断性 Just Cross 导管超选进入左髂内动脉（图 4-33）。接着引入 Direxion 0.021 英寸的微导管进入左髂内动脉更远处，用 Nester 可推送微弹簧圈（5 枚 8mm×14cm，5 枚 10mm×14cm）和 1 枚 Concerto 微弹簧圈（12mm×30cm）栓塞。经长 180cm 的 Lunderquist 0.035 英寸超硬导丝导入直径 16mm、长 124cm 的髂支，随后释放。术后血管造影显示内漏，决定使用分叉型支架覆盖（图 4-34）。右侧预埋 2 枚 ProGlide 缝合器，然后置入 1 枚直径 28mm、长 145cm 的 Endurant Ⅱ 分叉支架，左侧"桥接"1 枚 16mm×82mm 短段髂支。术后血管造影显示左侧内漏，考虑这是由于支架孔隙所致（图 4-35）。患

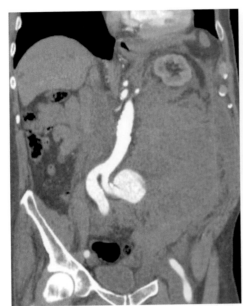
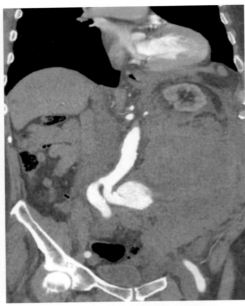

◀ 图 4-32 急诊增强 CT 显示左髂总动脉瘤破裂，直径 68mm，伴巨大腹膜后血肿

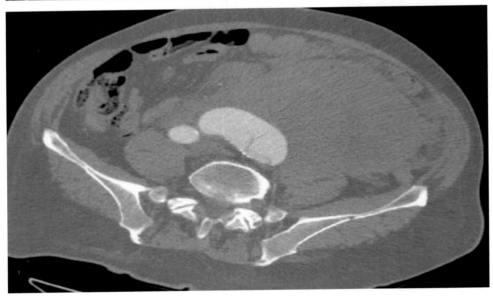

者出现腹腔间室综合征，接受血肿清除和真空辅助闭合（VAC）系统的手术治疗。患者病情仍不稳定，给予正性肌力药和血液制品治疗。在回顾影像学检查后，担心可能存在Ⅲa 型内漏，遂决定在左侧再置入 1 枚支架。

【二次干预】

左侧经皮穿刺并预置 1 枚 ProGlide 缝合器。血管造影显示左侧为Ⅲa 型内漏（图 4-36），于是置入 1 枚 16mm×16mm×124mm 髂支，向远端延

长约 2cm（图 4-37）。穿刺点止血确切。患者逐渐康复，无新发出血。次日随访 CT 显示支架置入状态良好，无内漏（图 4-38）。术后 23 天患者出院，无并发症。

【随访 CT 影像】

3 个月时随访 CT 显示腹膜后血肿吸收，无内漏（图 4-39）。术后 1 年随访影像显示左髂总动脉瘤直径缩小，无内漏。EVAR 术后 5 年，随访影像显示动脉瘤的直径进一步缩小至 35mm（图 4-40）。

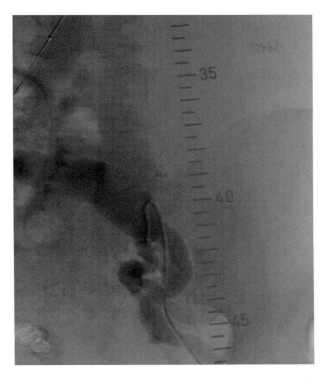

▲ 图 4-33　第一步为同侧入路栓塞左髂内动脉，在髂动脉分叉处造影，显示左髂内动脉开口

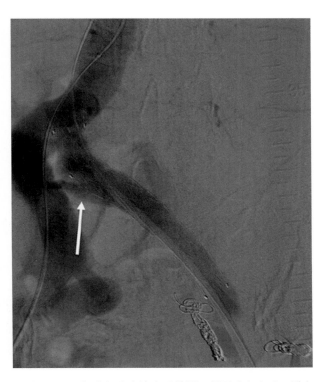

▲ 图 4-34　左髂内动脉栓塞后造影，显示支架与Ⅰa型内漏（箭）

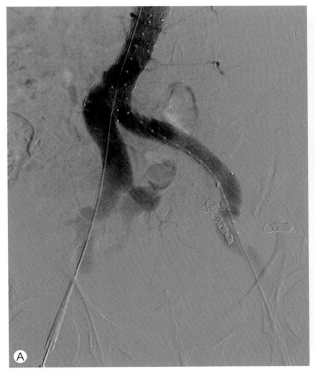

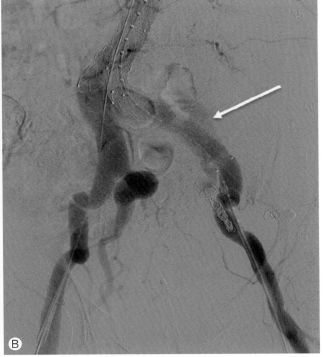

▲ 图 4-35　分叉支架置入后的血管造影
A. 早期未见内漏；B. 后期发现一处内漏（箭），考虑为Ⅳ型内漏

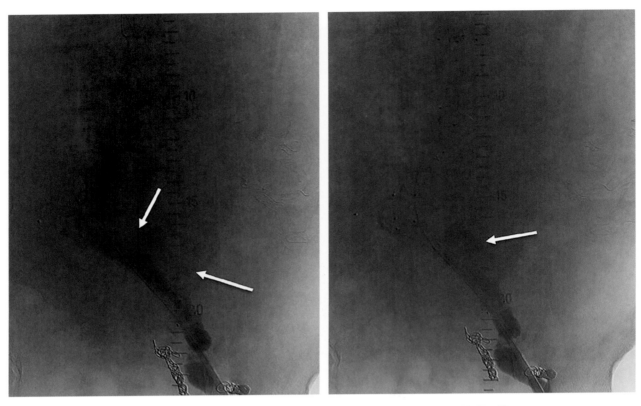

▲ 图 4-36　患者病情仍不稳定，同一天进行的血管造影显示Ⅲa型内漏（箭）

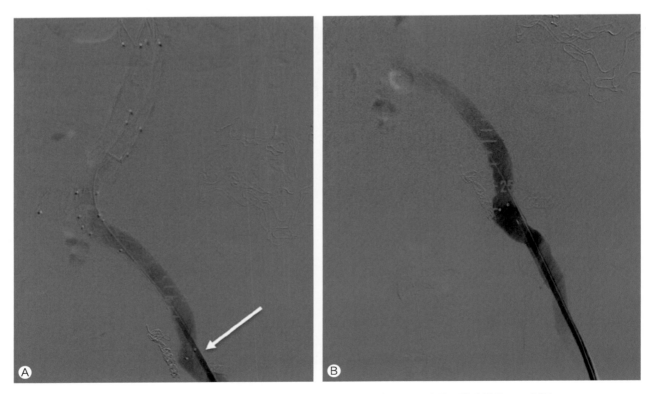

▲ 图 4-37　A. 新置入髂支向远端延伸（箭指向支架末端）；B. 最终的血管造影显示无内漏

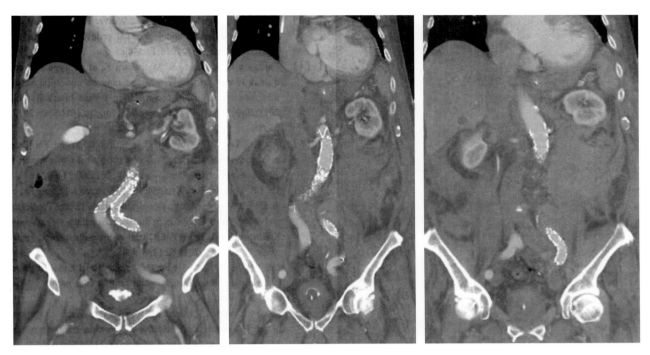

▲ 图 4-38　二次干预术后第 2 天随访 CT 显示结果满意，无内漏

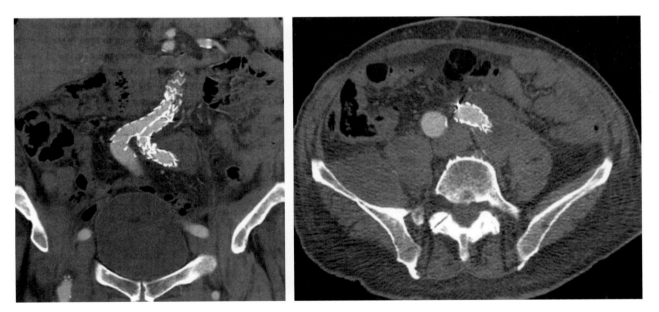

▲ 图 4-39　3 个月时随访增强 CT 显示无内漏，腹膜后血肿吸收

【讨论】

对于动脉瘤破裂的病例，时间是至关重要的。最安全、最彻底的治疗应作为第一选择。笔者开始选择了简单的方式，但是结果令人不满意，患者有进一步出现并发症的风险。动脉瘤破裂的患者通常为低血容量，所以血管直径的测量可能不准确，从而导致使用尺寸偏小的支架。置入支架后，血管就会扩张到平均直径，接着就可能出现内漏，正如此例患者。

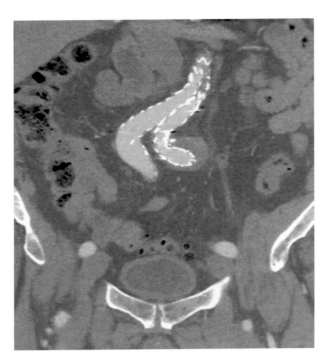

▲ 图 4-40　EVAR 术后 5 年，随访 CT 显示无内漏，左髂总动脉瘤直径进一步缩小至 35mm

参考文献

[1] Banno H, Morimae H, Ihara T, Kobayashi M, Yamamoto K, Komori K. Late type III endoleak from fabric tears of a Zenith stent graft: report of a case. Surg Today. 2012;42:1206–9.

[2] Duvnjak S. Endovascular management of type I endoleak with fenestrated aortic "cuff" and afterwards treatment of endoleak type III. Int J Angiol. 2016;25:e111–4.

[3] Eng ML, Brewer MB, Rowe VL, Weaver FA. Treatment options for late-type III endoleaks after endovascular aneurysm repair. Ann Vasc Surg. 2015;29:594.e5–9.

[4] Fujimura N, Ichihashi S, Matsubara K, et al. Type IIIb endoleak is not extremely rare and may be underdiagnosed after endovascular aneurysm repair. J Vasc Interv Radiol. 2019;30(9):1393–1399.e1. https://doi. org/10.1016/j.jvir.2019. 03.006.

[5] Joo HC, Lee SH, Chang BC, Lee S, Yoo KJ, Youn YN. Late open conversion after endovascular abdominal aortic repair: a 20 year experience. J Cardiovasc Surg. 2019;60:73–80.

[6] Lal BK, Zhou W, Li Z, Kyriakides T, Matsumura J, Lederle FA, et al. OVER Veterans Affairs Cooperative Study Group. Predictors and outcomes of endoleaks in the Veterans Affairs Open Versus Endovascular Repair (OVER) trial of abdominal aortic aneurysms. J Vasc Surg. 2015;62:1394–404.

[7] Lee WA, Huber TS, Seeger JM. Late type III endoleak from graft erosion of an excluder stent graft: a case report. J Vasc Surg. 2006;44:183–5.

[8] Lowe C, Hansrani V, Madan M, Antoniou GA. Systematic review of type IIIb endoleak after elective endovascular aneurysm repair. J Cardiovasc Surg. 2018; https://doi.org/10.23736/S0021-9509.

[9] Maleux G, Poorteman L, Laenen A, et al. Incidence, etiology, and management of type III endoleak after endovascular aortic repair. J Vasc Surg. 2017;66:1056–64.

[10] Moulakakis KG, Dalainas I, Mylonas S, Giannakopoulos TG, Avgerinos ED, Liapis CD. Conversion to open repair after endografting for abdominal aortic aneurysm: a review of causes, incidence, results, and surgical techniques of reconstruction. J Endovasc Ther. 2010;17:694–702.

[11] O'Donnell TFX, Deery SE, Boitano LT, et al. Aneurysm sac failure to regress after endovascular aneurysm repair is associated with lower long-term survival. J Vasc Surg. 2019;69:414–22.

[12] Wanhainen A, Nyman R, Eriksson MO, Björck M. First report of a late type III endoleak from fabric tears of a Zenith stent graft. J Vasc Surg. 2008;48:723–6.

第5章 Ⅳ型和Ⅴ型内漏
Endoleak Types Ⅳ and Ⅴ

病例1

【临床特征和影像分析】

患者，87岁，因直径55mm的腹主动脉瘤破裂入院。患者有心房颤动正在使用抗凝血药治疗，以及糖尿病病史。增强CT显示腹主动脉瘤破裂合并腹膜后血肿（图5-1）。因为主动脉解剖结构适合行EVAR，患者随即被转运到介入手术室。

【EVAR支架置入方案及手术干预】

肾下腹主动脉直径为22mm，瘤颈长度充足。无明显的钙化、血栓或成角。右髂总动脉直

径11mm，左髂总动脉直径13mm。团注3000U肝素。在局部麻醉下经皮穿刺右股动脉并预置1枚ProGlide缝合器（Abbott Vascular Devices，Redwood City，CA，USA）。切开显露左股动脉。顺利置入直径为25mm的EndurantⅡ分叉型支架（Medtronic Vascular，Santa Rosa，CA，USA）（图5-2）。左侧支架长支直径为16mm。右侧置入直径为13mm的髂支。术后血管造影显示支架置入良好，但存在支架孔隙导致的Ⅳ型内漏（图5-3）。患者血流动力学稳定，因此没有进行任何二次干

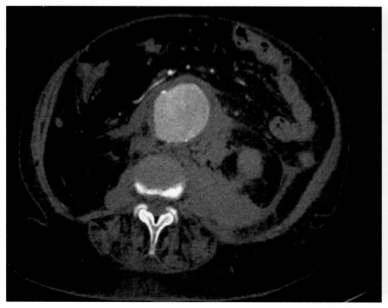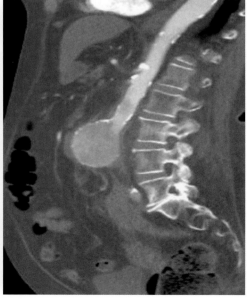

▲ 图5-1　急诊增强CT提示直径为55mm的破裂腹主动脉瘤

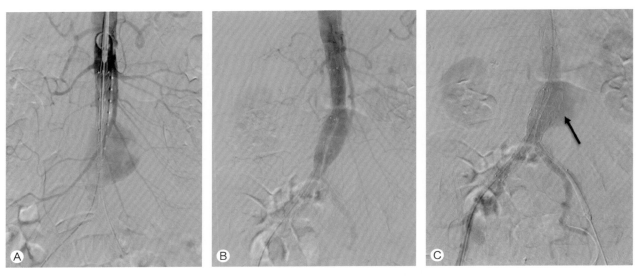

▲ 图 5-2　支架置入细节
A 和 B. 支架置入良好；C. 最终的术后影像发现Ⅳ型内漏（箭）

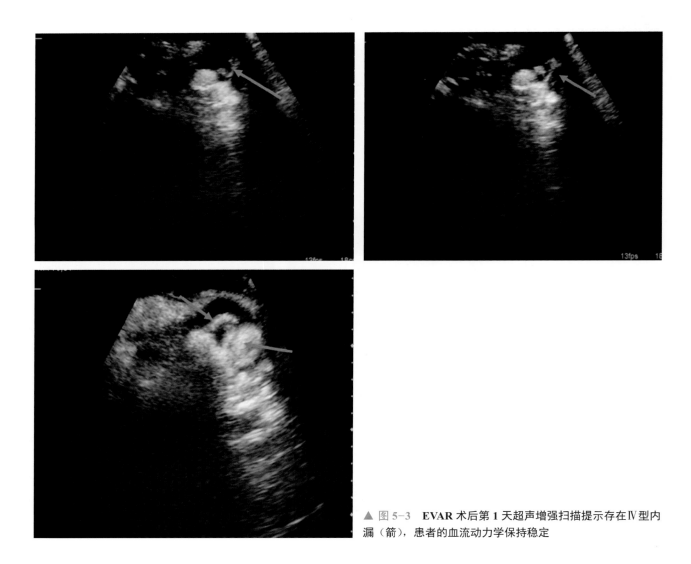

▲ 图 5-3　EVAR 术后第 1 天超声增强扫描提示存在Ⅳ型内漏（箭），患者的血流动力学保持稳定

预。穿刺点止血确切。

【随访 CT 影像】

术后第 1 天，超声增强扫描（CEUS）提示仍然存在Ⅳ型内漏（图 5-3）。患者血流动力学稳定且没有其他并发症。没有进行二次干预，继续让患者接受抗凝血药治疗。国际标准化比值（INR）为 2.5。

EVAR 术后 1 年的随访 CT 检查结果显示无内漏（图 5-4）。总的随访时间是 51 个月，最后一次随访影像显示腹主动脉瘤缩小，无内漏（图 5-5）。

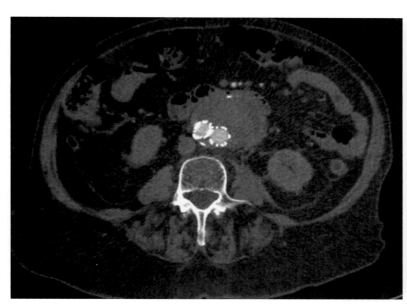
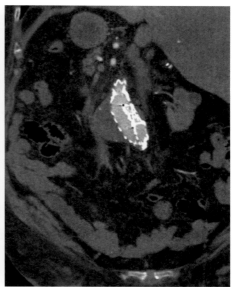

▲ 图 5-4　术后 1 年随访 CT 显示结果令人满意并且无内漏

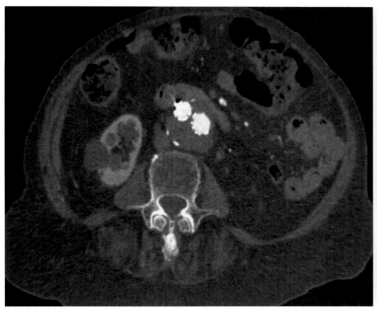
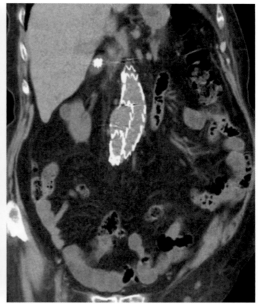

▲ 图 5-5　术后 4 年随访 CT 显示腹主动脉瘤直径缩小并且未发现新的内漏

【讨论】

接受抗凝血或抗血小板治疗的患者在最终的血管造影中可能会出现自限性的Ⅳ型内漏。潜在的问题可能会是腹主动脉瘤破裂和内漏，但正如本病例，通过临床表现来指引进一步的治疗。这名患者情况稳定并且没有发生腹腔间室综合征，因此没有进行二次干预。

病例2

【临床特征和影像分析】

患者，71岁，因胸腹部疼痛入院。急诊CT显示肾下型腹主动脉瘤，体格检查时无疼痛。基线增强CT发现直径为70mm的腹主动脉瘤，瘤颈长26mm，无明显血栓或钙化。髂动脉直径为14mm，无明显狭窄（图5-6）。因心肌酶水平很高，患者接受了急诊经皮冠状动脉重建手术，置入了冠状动脉支架。心脏射血分数为35%。在冠

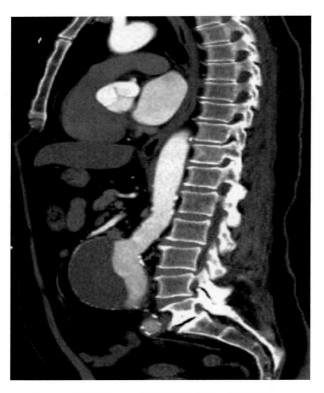

▲ 图5-6 基线增强CT提示腹主动脉瘤，瘤体直径70mm，解剖适合行腔内修复术

状动脉介入治疗后，患者接受了双重抗血小板治疗。患者4天后出院，无任何不适。EVAR计划在2个月内进行。

【EVAR支架置入方案及手术干预】

EVAR手术在局部麻醉下进行，患者继续双重抗血小板治疗。经皮穿刺右股动脉，预埋2枚ProGlide缝合器，切开显露左股动脉。团注3000U肝素，经Lunderquist超硬导丝（Cook Medical，Bloomington，IN，USA）导入28mm的EndurantⅡ分叉支架，顺利释放。左侧置入了1枚16mm的髂支（图5-7）。术后血管造影提示存在Ⅳ型内漏（图5-8）和腰动脉来源的Ⅱ型内漏。

【随访CT影像】

患者EVAR术后2天出院，继续接受双重抗血小板治疗。3个月后的增强CT显示支架位置良好，腹主动脉瘤体70mm，较术前无变化，无内漏（图5-9）。

【二次干预】

未进行二次干预，内漏自行消失。

【讨论】

近期接受经皮冠状动脉血供重建的患者需要双重抗血小板治疗，以避免支架内血栓形成。本病例的Ⅳ型内漏是抗血小板治疗所致。由于腹主动脉瘤体很大，决定不终止患者的药物治疗，并在相对较短时间内进行EVAR手术治疗。在腹主动脉瘤体直径较小的情况下，EVAR手术可以推迟。如果出血风险高，EVAR术前至少可以暂停一种抗血小板药。然而，当今的经皮入路和小尺寸支架使得介入手术十分安全，已无必要让需要抗血小板药治疗的高危患者停用药物。Ⅳ型内漏是自限性的，不需要任何干预。

病例3

【临床特征和影像分析】

患者，70岁，2004年因直径为55mm的腹

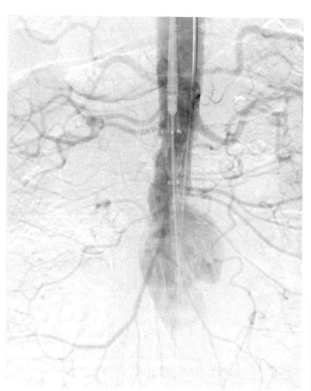
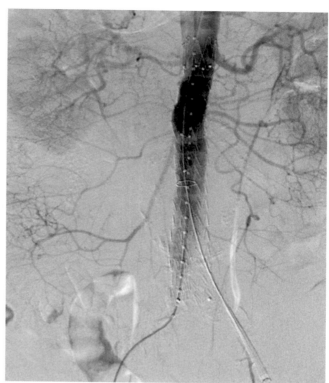

▲ 图 5-7　支架释放顺利

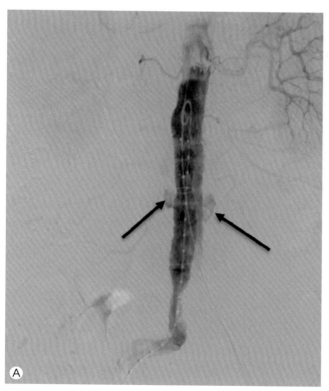
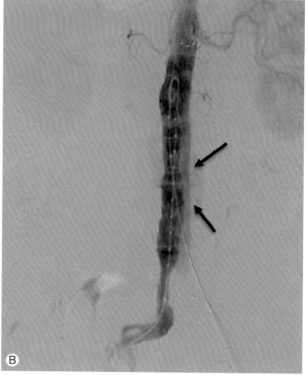

▲ 图 5-8　最终的术后血管造影提示Ⅳ型内漏（**A**，箭）和Ⅱ型内漏（**B**，箭）

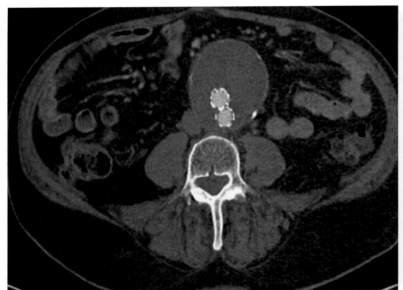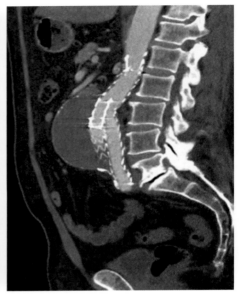

▲ 图 5-9　术后 3 个月的增强 CT 检查未见内漏

主动脉瘤行 EVAR 手术。患者伴有严重呼吸系统疾病。

【EVAR 支架置入方案及手术干预】

选取直径 32mm、长度 155mm 的 Talent 分叉支架（Medtronic Vascular），置入过程顺利，未见内漏。支架双侧髂腿直径均为 14mm。术后数日患者即出院，未发生并发症。

【随访 CT 影像】

现存资料中最早的随访 CT 时间为 2010 年，亦即 EVAR 术后 7 年，该 CT 显示腹主动脉瘤直径缩小至 47mm（图 5-10），且未见内漏。随后的随访 CT 时间为 2011 年，该 CT 显示腹主动脉瘤增大至 58mm，但并未发现内漏（图 5-11）。遂决定将随访时间间隔缩短至 6 个月，末次随访影像显示腹主动脉瘤进一步增大至 62mm，但仍未见内漏（图 5-12）。决定行血管造影，以明确是否存在内漏，并评估内漏类型。

【二次干预】

经皮穿刺右股动脉，行腹主动脉造影，未发现明确内漏。超选进入肠系膜上动脉及双侧髂内动脉，分别造影，亦未见内漏（图 5-13）。根据血管造影及 CT 表现，考虑该内漏为 V 型，即内张力。与患者充分讨论治疗方案后，患者选择行开放手术。

【讨论】

V 型内漏较罕见，应在排除其余各类内漏后方可做出该诊断。在本病例中，腹主动脉瘤直径在 EVAR 术后前 7 年内缩小，但随后增大，且在最后两次复查之间增大明显。尽管在 CT 及血管造影中均未发现明确的内漏，但腹主动脉瘤直径为 62mm，已达到再次干预的指征。在该患者要求下，手术团队为其进行开放手术，术后未出现并发症。另一选择为在原支架里内衬 1 枚新的支架。有学者报道了对腹主动脉瘤腔直接行穿刺抽吸治疗。最后，腹腔镜手术也是一个可行的选项。

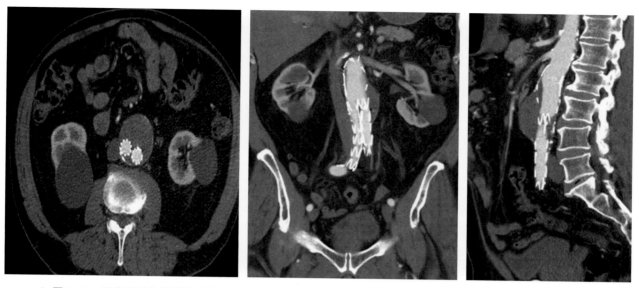

▲ 图 5-10　现存资料中最早的随访 CT 时间为 EVAR 术后 7 年，该 CT 显示瘤体直径缩小至 47mm，且未见内漏

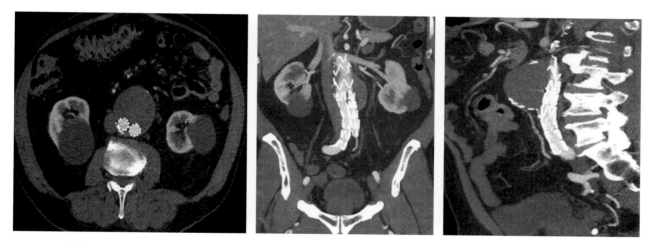

▲ 图 5-11　上一次复查之后 1 年再次行随访增强 CT，显示腹主动脉瘤直径增大至 58mm，但并未发现内漏

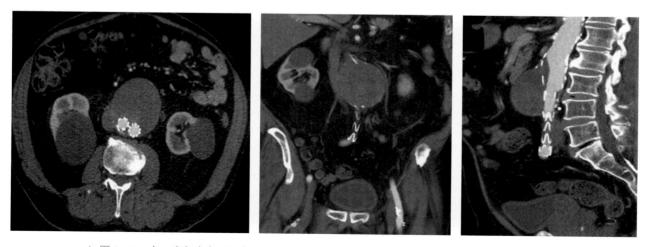

▲ 图 5-12　上一次复查之后 6 个月再次行随访 CT，显示腹主动脉瘤进一步增大，但仍未见内漏

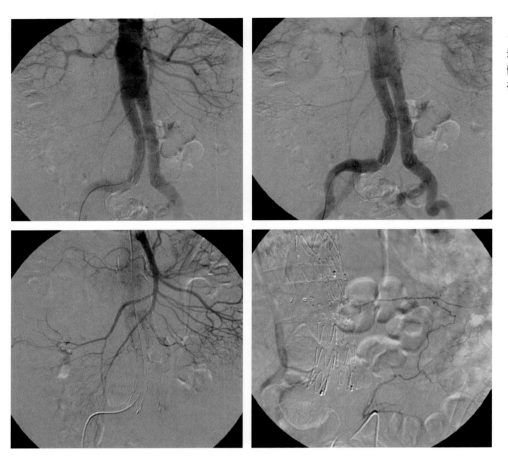

◀ 图 5-13 腹主动脉造影及选择性肠系膜上动脉、髂内动脉造影均未发现明确内漏

参考文献

［1］ Cerna M, Köcher M, Utikal P, Bachleda P. Endotension after endovascular treatment of abdominal aortic aneurysm: percutaneous treatment. J Vasc Surg. 2009;30:648–51.

［2］ Gilling-Smith G, Brennan J, Harris P, Bakran A, Gould D, McWilliams R. Endotension after endovascular aneurysm repair. J Endovasc Surg. 1999;6:305–7.

［3］ Haider S, Najar SF, Cho JS, et al. Sac behaviour after aneurysm treatment with the Gore excluder low-permeability aortic endoprosthesis: 12-month comparison to the original excluder device. J Vasc Surg. 2006;44:694–700.

［4］ Kougias P, Lin PH, Dardik A, Lee WA, El Sayed HF, Zhou W. Successful treatment of endotension and aneurysm sac enlargement with endovascular stent graft reinforcement. J Vasc Surg. 2007; 46(1):124–7.

［5］ Nano GI, Dalainas PG, Bianchi R, et al. Sac enlargement due to seroma after endovascular abdominal aortic aneurysm repair with Endologix PowerLink device. J Vasc Surg. 2006;43:169–71.

［6］ Saitta GM, Gennai S, Munari E, et al. New conception of relining in the endovascular aneurysm sealing era: a monocentric case series study. Ann Vasc Surg. 2019;56:351.e1.

［7］ Toya N, Fujita T, Kanaoka Y, Ohki T. Endotension following endovascular aneurysm repair. Vasc Med. 2008;13:305–11.

［8］ White GH, May J, Waugh RC, et al. Type III and type IV endoleak: toward a complete definition of blood flow in the sac after endoluminal AAA repair. J Endovasc Surg. 1998;5:305–9.

［9］ White GH, May J. How should endotension be defined? History of a concept and evolution of a new term. J Endovasc Ther. 2000; 7:435–8.